見かた

遠賀中間医師会 おかがき病院
地域総合支援センター長
福岡市民病院 名誉院長
群馬大学 名誉教授

桑野博行

はじめに

「うがった見かた」という文言があります。本来「穿つ（うがつ）」というのは、「雨だれ石を穿つ」などのように「穴を掘る」ということであり、そこから、(1) 穴を開ける。掘る。(2) 物事の真相や人情の機微をしっかりととらえる。「なかなか穿ったことを言う。」「真理を穿つ名言」(3) 袴（はかま）、履物などを身に着ける。「靴を穿つ」（明鏡国語辞典）と記されています。

すなわち、「うがった見かた」とは本来は「物事の本質を深く捉えた」こととして、肯定的な意味をあらわしたものであり、いわゆるプラス評価で使い、「あまりに穿った見方だ」など深読みしてツボを外す意で使うのは誤りとされているようです。

ここに、興味深い調査結果があります。文化庁が平成7年度から毎年実施してきた世論調査で、日本人の国語に関する意識や理解の現状について調査しました。国語政策の立案に資するとともに、国民の国語に関する興味・関心を喚起することを目的としたものであり、全国16歳以上の男女に行われた個別面接調査の結果に基づき、**「平成23年度『国語に関する世論調査』の結果の概要」**として公開されております。その**「9. 言葉の意味」「どちらの意味だと思うか」**という項目で、「うがった見方をする」、

「にやける」「失笑する」「割愛する」は本来とは違う意味の方が多く選択されている、ということが示されております。

「**うがった見方**」をするということ文言については、

（ア）物事の本質を捉えた見方をする……………26・4％
（イ）疑って掛かるような見方をする……………48・2％
（ア）と（イ）の両方……………………………2・1％
（ア）、（イ）とは全く別の意味…………………2・9％
分からない…………………………………………20・3％

ということで、「うがった見方をする」という解釈を「疑って掛かるような見方をする」と考える人の割合が48・2％と、「物事の本質を捉えた見方をする」という本来の意味を選択した26・4％よりはるかに多いという結果であったとのことでした。

今回、わたくしが本書で述べさせていただく、群馬大学在任中、並びに福岡市民病院在職中から今日にいたるまで取り留めもなく考えてきた、私見の一部に関して、「疑って掛かるような見方」、「偏見に満ちた見方」もしくは「ひねくれた見方」をしたものと捉えるか、もしくは本来の「穿った見方」すなわち、「物事の本質を捉えた見方をする」と受け止めていただくかは、もし読んでいただけるのであれば、読んでいただいた皆様のご判断にゆだねたいと思います。

さて、昨今「無駄をなくせ」のスローガンとともに、コストパフォーマンス（費用対効果）の名のもとに学問の分野にも厳しい評価の目が向けられています。そして「すぐに役立つこと」「利益・利便に直結する、または誘導する研究」には高い評価が与えられる傾向が顕著になってきております。当然そのような研究や学問は我々に多くの「目に見える」恩恵をもたらすことは事実であり、そのこと自体に異論はありません。しかしながら、「すぐに役立つ」研究以外は、果たして無駄な学問でしょうか？学問の基本は、そこにある「真理・本質を追究することであり」、本来有益か無駄かという尺度とは別の次元のものでありましょう。

私どもが行う医学研究においても、ものを大切にして、実験器具でも、動物でも、また検体や様々のデータでも慈しむような気持で心を込めて研究に打ち込むことは肝要であり、そのような結果を誠実に論文として発表することをもって私たちの責務を果たすことになるということを、研究者は肝に銘ずべきでありましょう。そのような意味で私たちは日常の学問に当たってものを大切にし、また数々のデータや成果には敬意を持つという意味においての無駄を省くことは重要であり、さらにそれを世に発表することによって、はじめて「それらを無駄にしなかった」といえるのではないか、ということを若い先生方には常々申してまいりました。すなわち学問において「無駄をなくす」ということは「一見有用でないように見える研究をしない」ということではなく「遂行した成果を誠実に世に出すこと」ではないかと愚考いたします。さらにそのデータがいわゆる想定された「ポジティブ・データ」であろうと「ネガティブ・データ」であろうと真摯に世に発表してその評価を問うことが重要でありましょう。一般に「ネガティブ・データ」が出た様な時には、それを発表せずに、その成果が埋没されていることが多いようにもうかがえます。しかし、考えてみれば、そのような結果が世に発表されなければいろいろな人や施設によって、同様の研究が繰り返し遂行され続けることもあり得ることで、まさに無駄の繰り返しとなってしまうことにもなります。「ネガティブ・データ」を発表することこそがむしろ学問の王道とさえも言えるのではないかと思っております。大学の教職の立場にある身の時には、若い研究者の皆さんに「一流の雑誌に採用されるかどうか、有意差が出るかどうか、ということはきわめて重要ではありますが、そればかりにとらわれずに、おおらかな気持ちをもって、誠実に事実と結果を直視して、真理に少しでも近づくことを目指して学問を遂行してゆきたいものですね」、と語っていたことを、今懐かしく想い出しております。

経済学者で、慶應義塾大学の塾長を長くつとめられ、現在の上皇陛下の教育参与をされた、小泉信三先生の「読書論（岩波新書）」に、当時大学に寄付をしてくる起業家が、「すぐに役に立つ人間を造ってもらいたい」と注文したのに対し、「すぐに役に立つ人間はすぐに役に立たなくなる」と言って、大学では基本的理論をしっかりと教える方針を徹底したことに関連して、読書について「すぐに役立つ本はすぐに役立たなくなる」ともいえるとあります。このことは、「すぐに役立つものはすぐに役立たなくなる」ということでしばしば耳にする名言だと思います。ただ、すぐに役立つものが持続的にも役立ち続けることも多く存在しますが、重要なことは、「一見役立ちそうにもないものの中に、重要なものが多く存在しているということ」ではないかと愚考いたします。

医学研究はそのような意味では比較的「役に立つ」要素が大きい分野ではあると思います。一方で、人文学、社会学などのいわゆる文科系の学問や、医学以外の理科系の学問には「目に見えて」役に立つのか否かわからないものも多いと思いますが、そこには寧ろ、さらに深淵な学問の奥行きを感じることもまた事実でありましょう。例えば、我が国においても数多くの著名な数学者がおられますが、その中でも異彩放つ人物に岡潔先生という傑出した「多変数解析関数論」の専門化であられる大数学者がおられました。学生時代にその岡氏の「春宵十話」を読んで、一見「数学」もしくは「科学」という「無機質」な分野と思われる中に、「情緒」、「芸術」、「文学」、「宗教」、「情操」、そして「教育」というものが広く違和感なく密接していることに感銘を覚えたことを思い出します。そのような観点からも、以前の「旧制高校」そしてその名残を残していた、わたくしどもの時代の大学入学直後の「教養学部」の存在は、あまり熱心な学生ではなかった、私個人にとっても、語学や社会学そして芸術など専門以外の多くの領域を多岐にわたり学ばせていただいた素晴らしい機会であったと、今振り返っても実感致しております。

そのようなことで、本著では、わたしの本来の専門である、食道外科を中心とした消化器外科学の診療・研究・教育のささやかな経験をさせていただいた中で専門外の分野の知見も取り入れながら考えてきたことを、縷々書かせていただいております。本著ではそのような、わたしの専門以外のことも多く含むことから、「無駄なこと」や、的外れなこと、荒唐無稽なことも多々あって、まさに本来の「うがった見方」ではない内容もあるかとは存じますが、ご容赦いただき、またお気づきのことがありましたら、ご教示いただければ幸いに存じております。

目次

はじめに 3

Ⅰ「うがった見かた」

「うがった見かた」(その1) 14
「うがった見かた」(その2) 25
「うがった見かた」(その3) 32
「うがった見かた」(その4) 41
「うがった見かた」(その5) 49
「うがった見かた」(その6) 59
「うがった見かた」(その7) 71

「うがった見かた」(その8) 83
「うがった見かた」(その9) 93
「うがった見かた」(その10) 103
「うがった見かた」(その11) 112
「うがった見かた」(その12) 120

II そして「雑考」

I 「利便性」と「リスク」 138
II 二分論と数値目標 155
III 「逆算思考」と「積算思考」 162

IV 「医療安全文化」、「感染対策文化」、「私たちの文化」、そしてその先 168
V 所属組織を信愛する個人と、個人を慈しむ組織と 179
VI 腫瘍とヒト、そして感性 185
VII 「眼光炯炯《がんこうけいけい》」 190
VIII 目に見えるもの、見えないもの 196
IX 「外科学、もう一つの使命」 202
X 文字は手段としての単なる信号ではない 205
XI 父が教えてくれた 214
おわりに 220

I

「うがった見かた」

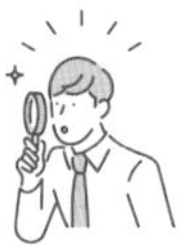

「うがった見かた」（その1）

この度、歴史と伝統があり広く医学界に多大なる貢献をしてこられた、「臨牀と研究」の「赤ページ」に拙文を書かせていただく機会を戴き、心から光栄に存じております。「臨牀と研究」は、学生時代から読ませていただき、特に興味がある特集の時には熟読させていただき、多くを学ばせていただいたことを記憶しております。この「赤ページ」や「青ページ」も医学・医療に限らず幅広い分野の内容で、大変興味深く、今日まで拝読させていただきました。また私自身も、しばしば医学原稿の執筆依頼も頂きました。さらに大道学館からは、私共昭和53年卒の全国の外科の仲間が執筆し、九州大学第一外科出身の佐藤裕先生の監修のもと、私が編集させていただきました「外科学　温故知新」を出版していただきました。

さて、私の簡単な自己紹介ですが、昭和53年に九州大学を卒業し、九州大学第二外科に入局し、同教室の助教授を経て、平成10年に群馬大学外科学教室に教授として赴任し、約20年間務めた後退任し、平成30年4月に現在の福岡市民病院に奉職させていただいている者です。そして平成30年11月号では本誌の「青ページ」に「うがった見かた」と題して拙文を書かせていただきました。今回は、「赤ページ」ということで、シリーズでの企画となりますので、そのテーマを、いろいろと考えましたが、前回の「青ページ」に引き続いてこのタイトル「うがった見かた」で今回の「赤ページ」も書かせていただきたいと思っております。その様なわけで、このタイトルの主旨について、いま一度簡潔に述べさせていただくことをお許し下さい。

「うがった見かた」という文言は、「雨だれ石を穿つ」などのように、「穴を掘る」ということから派生し、「物事の真相や人情の機微をしっかりととらえる」ということで、本来は「物事の本質を深く捉えた」こととして肯定的な意味を表わしたものだということですが、一方で「あまりにもうがった見かただ」などと「疑って掛かる」もしくは「ひねくれた」見かたとして用いられることがあり、寧ろその方が多い傾向にあるようです。このシリーズでは、私の日々の医療、研究、そして日常の中で生じた「素朴な疑問」から発して、私なりに率直に「考えた」ことを縷々述べさせていただきますが、その内容が、本来意味での「穿った見かた」なのか、「的外れ」で「荒唐無稽な」ものか、のご判断は読んでいただいた皆様に委ねさせていただきます。

さて、本稿を書かせていただいておりますのは、令和3年10月初旬であります。我が国の社会は、この時点で、新型コロナウイルス感染流行の、第5波が鎮静化に向かっているところですが、私が奉職している施設でも、公的病院の責務として病院を挙げて、令和2年初頭の第1波から対応して参りましたので、まずはこのテーマから避けることは出来ないと思い、以下述べさせていただきます。

まず、令和3年10月初旬までの我が国全体（図1）、福岡県（図2）の検査陽性者数をお示しいたします。この間、「緊急事態宣言」が地域にもよりますが、数回にわたり発出されたり、様々な政策が執行され、多くの国民の努力も相まって、さらに人種的な特性もあるのかも知れませんが、我が国の陽性者数や、死亡者数は、諸外国と比較して、かなり抑えられてはいると思います。当院においても、行政、大学、医師会をはじめとする医療関係機関はもとより、様々の皆様のご支援とご協

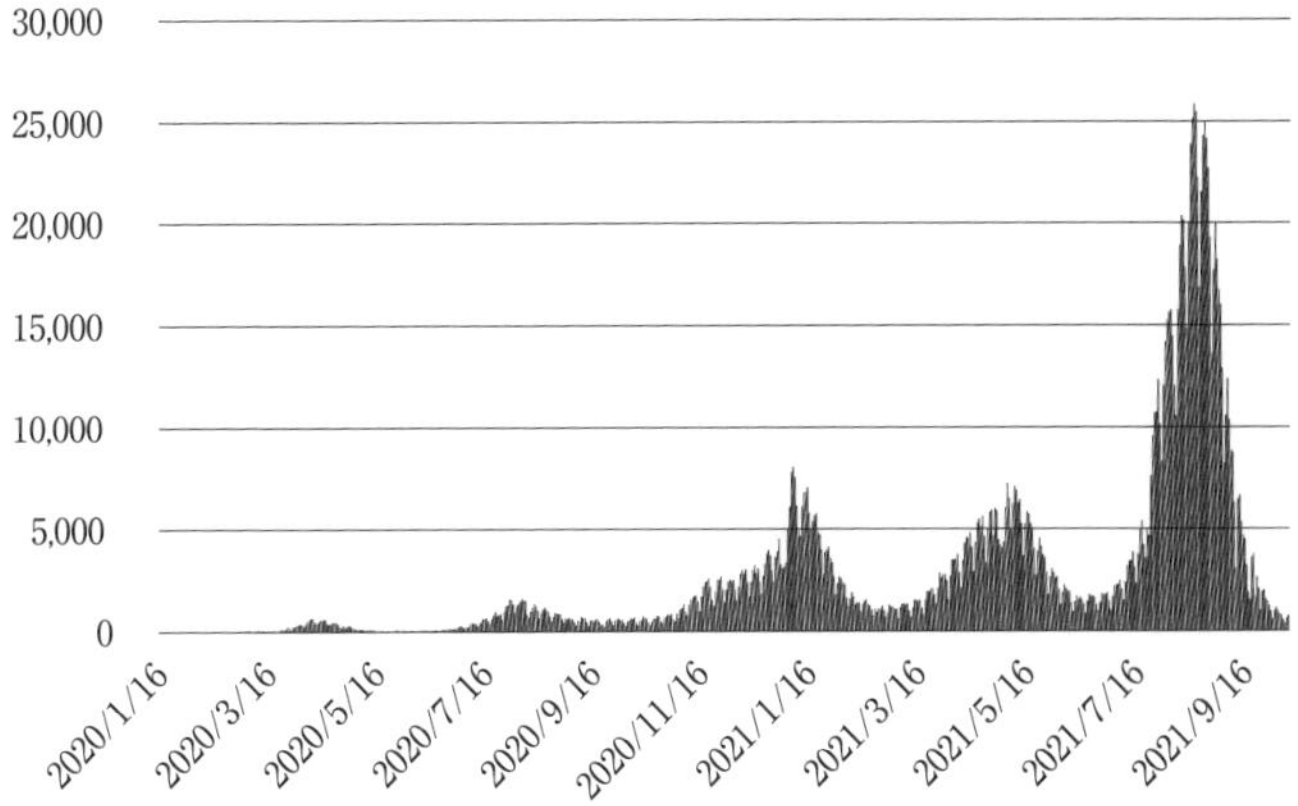

(出典：厚労省オープンデータ
https://www.mhlw.go.jp/stf/covid-19/open-data.html)

図 1　国内の新規陽性者数の推移（日別）

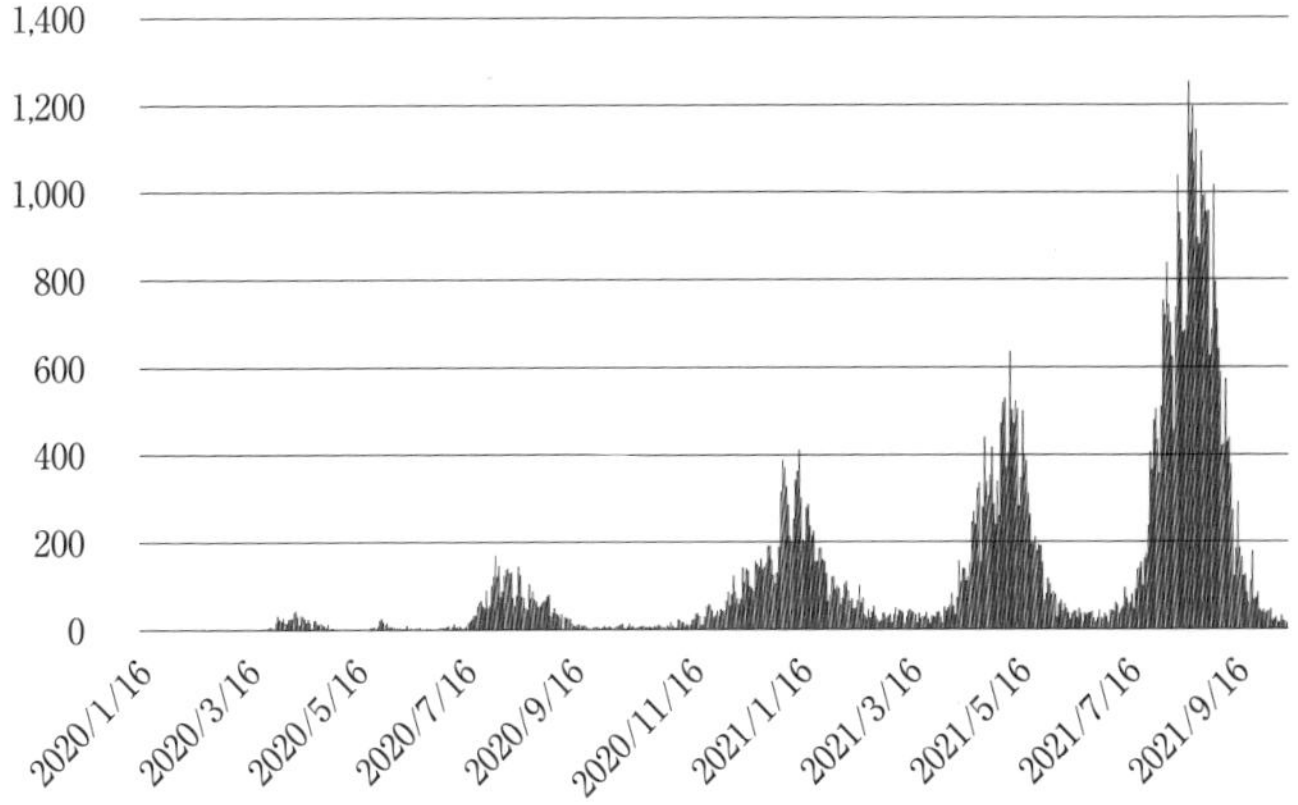

(出典：厚労省オープンデータ
https://www.mhlw.go.jp/stf/covid-19/open-data.html)

図 2　福岡県内の新規陽性者数の推移（日別）

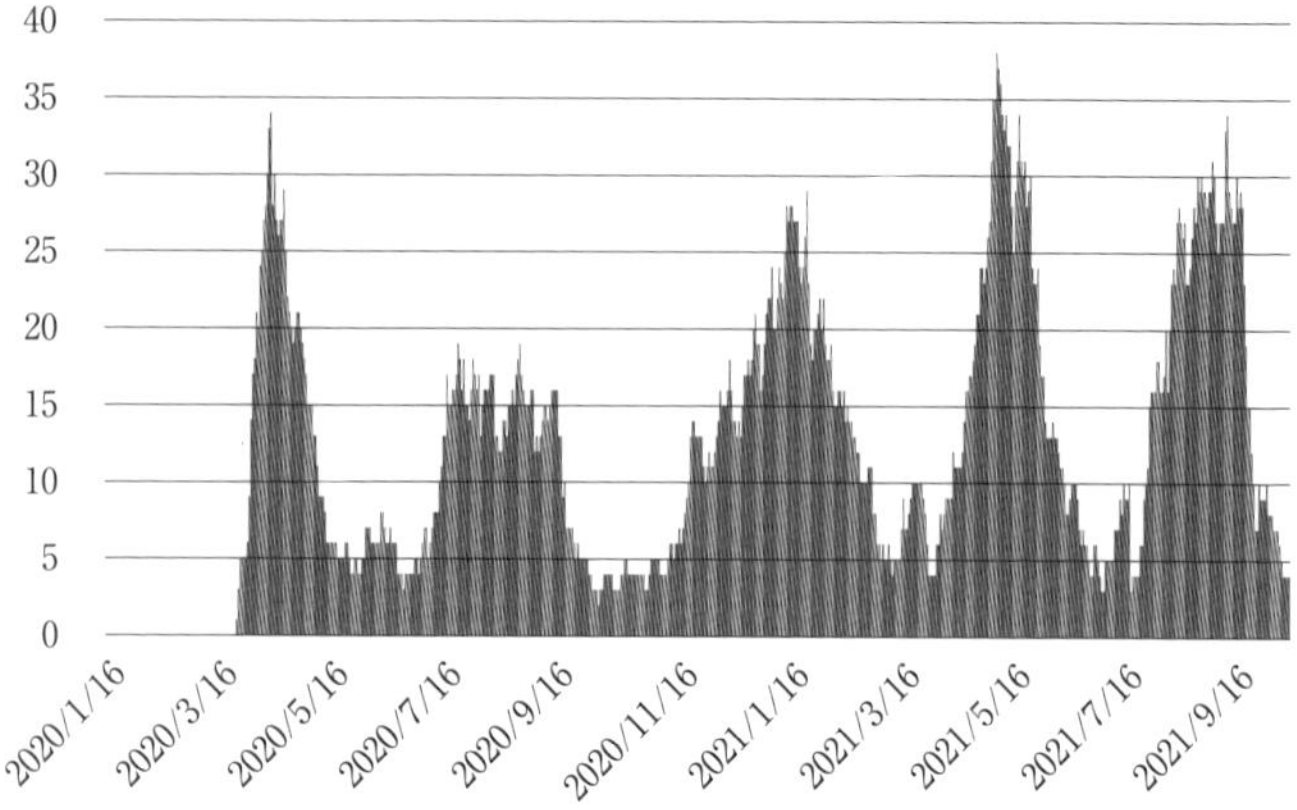

図 3 福岡市民病院の陽性入院者数*の推移（日別）　＊退院日含む

福岡市民病院　病院長　緊急メッセージ

新型コロナウイルス感染症に関して，**わたしたち** は，

1.　患者さん，そのご家族や関係者を **まもります**。
2.　すべての職員，そのご家族や関係者を **まもります**。
3.　病院の組織と業務環境，そして医療を **まもります**。

これらを実践するために，皆様 **おひとり おひとり**
の院内ルールの遵守とご協力を切にお願い申し上げます。

令和 2 （2020）年 4 月

福岡市民病院　病院長

図 4 院内感染対策の徹底

力により、このCOVID-19の医療にいわゆる第1波から、一貫して、職員一同の多大なる尽力のもとに、微力ながら責任を果たしつつ、今日に至っております（図3）。

その様な中、私自身、公的医療機関の責任者として、通常の医療に加えて今般の感染症対応として、院内感染対策の徹底（図4）、毎日朝夕の対策会議、週1回の実務者会議ならびに研究会議（勉強会）、などを通して実際に正面から、関わってまいりました。ただ私は長年、「消化器外科」、「腫瘍外科」中心とした領域を専門として参りましたので、今回の感染症については、門外漢として、その都度、改めて文献や様々な情報源から多くを学んでまいりました。そして、常に国内外、県内、市内の状況に注視し、その時々における、「最悪のシナリオ」、と「最良のシナリオ」を想定しつつ、準備を怠ることなく、事態に対応してきたつもりです。その際、どちらかというと、前者の「最悪の事態」に重きを置いていることが多くあったのは事実です。ただ、常に過去のトレンドを見るにつけ、今回の「検査陽性者」の第5波に至るまでの一連の全経過を通して見ると、その波の高さ、すなわち

検査陽性者数の実数自体には違いが大きくあるものの、

1．その周期（ベースラインに近い少数の時期からピークを経て次の最低レベルまで）はおおむね4ヵ月であること、

2．それぞれの波における上昇カーブと下降カーブがほぼ線対称となっていること、

3．都市部と地方ではやや時間のずれはあるものの、カーブの形状はほぼ相似していること（勿論、諸外国の傾向は、特に最近の英国やロシアのように必ずしも同一ではないということはあるとしても、我が国ならびにいくらかの世界の地域では絶対数と尺度は異なるものの、ある程度同様の傾向にあるようです）、

など漠然と、思い、またCOVID-19がRNAウイルスであることから、変異することにより様々の変化はあるであろうとは素朴に考えておりました。その様な中、未知の新規ウイルスということで、様々の情報を共有すべく当初から行っていた前述した「勉強会」で、「変異株」が初めて大きな話題となった時期に読んだ、Natureダイジェスト、「コロナウイルスの変異を理解する」（Natureダイジェスト Vol.17No.12doi：10.1038/ndigest.2020. 201226原文：Nature（2020-

09-10）｜doi：10.1038/ d41586-020-02544-6）で紹介されていた、「D614G変異は2020年6月末までに全世界の SARS-CoV-2の検体のほとんど全てで見られるようになった」（Yurkovetskiy, L.et al .：Preprint at bio Rxiv https：//doi.org/10.1101/2020.07.04.18757（2020）.）という報告に遭遇し、その変異の始まりは、同年2月からであり、まさに約4ヵ月でほぼ全体を占めるようになっておりました。このことが、前述した波の周期の約4ヵ月と妙に符合した思いでした。ただ、そのことが関係があるか否かは、わかりませんが、ある変異に置き換わるということは、その前の株が消失したことでもあるのかな、とも素人ながら考えてしまい、最近の第5波の急増中にも、「おそらく8月の後半頃に peak outして、10月初旬には低いレベルに落ち着くのではないか」と不躾にも予想してしまいました。

また、感染検査陽性者の上昇は、よく実効再生産数（effective reproduction-number：Rt）すなわち、「（ある時刻tにおける、一定の対策下での）1人の感染者による二次感染者数」との定義（西浦博ら、統計数理第54巻：461-480, 2006）、を用いて解釈されます。しかしながら、特にこの第5波のように急速な上昇が、突然peak outを何故するのか？　更に上昇のカーブと同様のペースで下降していくのか？「素朴な疑問」として心に突き刺さって参ります。これには、緊急事態宣言、国民の感染対策意識の深まり、そして特に第5波ではワクチンの普及の効果は大きく、また「集団免疫の可能性」もあるとは思いますが、それのみでは十分には説明できないように思ってしまいます。その様な中、進化生物学のドイツの生物物理学者で1967年のノーベル化学賞受賞者Manfred Eigen博士が71年に発表した『Error catastrophe』に基づいた解釈があるようです（児玉龍彦氏）。これは、特に今回のようなRNAウイルスは増殖する際にコピーミスが起き、変異株が出現し、増殖の速いウイルスにより急速に感染拡大するが、増殖が速い分、コピーミスも増え、一定の閾値（error threshold）を超えると、その生存に必要なこのウイルスも有している校正（proof reading）機能（Robson, F.et al.：molecular Cell.2020　79：710-727）をも壊し、ウイルスが自壊していくという視点のようです。このことが、各波に共通なのか？　peak outのタイミングとメカニズムを充分に解釈できるのか？　この現象がいつまで続くのか？　浅学の身として、さらに

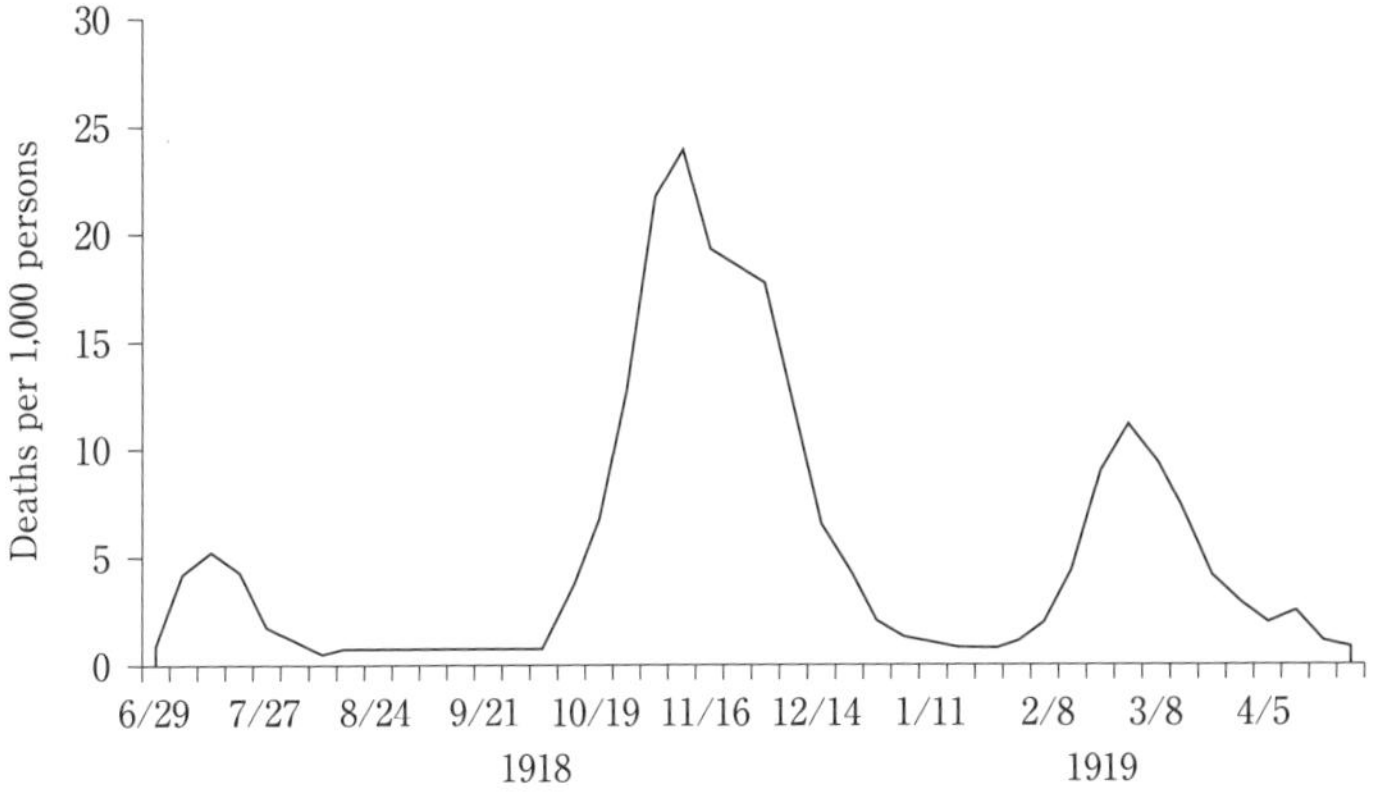

ウィキメディア・コモンズより

図 5 英国におけるスペイン風邪の死亡者数推移

学び、また様々な材料を用いて検討していきたいと気持ちを新たにいたしております。

そこで、一応終息したと思われる、1918年から1920年にかけて、パンデミックをもたらし、世界を苦しめた、やはりRNAウイルスである「H1N1新型インフルエンザウイルス」による「スペイン風邪」を見てみますと、当時はもちろん、有効な検査もなく死亡者数でしか検討できませんが、例えば図5にみられる英国においてもほぼ同様の波形がみられます。第一次世界大戦の状況で人の接触も多く、また当然ワクチンもない時代においても、peak outして、上昇カーブとほぼ同様に下降しているのはどのように考えたら良いのでしょうか?また、なぜ終息したのでしょうか?

そして、今回のCOVID-19は今後どの様に推移するのか?そして終息するのか?終息するとすれば、いわゆる「集団免疫」が関与するのか?現在、インフルエンザ感染は極めて抑えられており、その他本年のRSウイルス、手足口病、ヘルパンギーナの動向も例年と異なり、これに「ウイルス干渉」が関与しているのか?もしそうであれば、逆にインフルエンザが今後流行することで、COVID-19がおさえられるのか?など様々な疑問と仮説が浮かび上がってまいります。

今回のCOVID-19の現場においての医療に携わり、ささやかながら愚考し、その上での「素朴な疑問」を述べただけではありますが、医療界、社会全体に大きな課題を突き付けたこの疾患は、一方で多くの学問的探究心が専門外の私ですら、湧いてまいります。このような問いから、少しでも真理に近づき、今後の学問と医療につなげていければとの想いで本稿を書かせていただきました。様々なご批判とご教示を賜れば幸いに存じます。

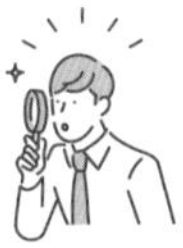

「うがった見かた」（その2）

「赤ページ」の連載も2回目を迎えました。今回も、私自身が専門外とはいえ、院長として、その医療にかかわり、また、社会の大きな、そして喫緊の課題である「COVID-19」に関連する話題について述べさせていただきます。専門外ですので、的外れで荒唐無稽なことも多々あるとは思いますが、一方で違った視点からの見方というのもあってもよいかも知れないと考え、私見を述べさせていただきます。

さて今回の、「COVID-19」の状況を見る中において、「指数関数」というものが頭に浮かびました。すなわち、「aを1でない正の定数とするとき、関数 $y=a^x$を、aを底（てい）とするxの指数関数という（デジタル大辞泉）」、ということです。「指数関数」といえば、生物学関連であれば、古くは「ねずみ算」、またヒトに関しては、英国のロバート・マルサスが1978年に出版し、人口増加と食糧難に言及した「人口の原理」が先ず思い浮かびますが、今回のCOVID-19に関連して、二つのことを述べたいと思います。

先ずは、COVID-19の感染陽性者数の動向における「指数関数的増加」に関連した、「基本再生産数（R0）」と「実効再生産数（Rt）」です。これらは、前号にも一部述べたように、「感染性＝transmissibility」を表す指標として用いられ、前者R0は、ある感染症に対して全く免疫を持たない集団の中で、1人の感染者が平均して何名の二次感染者を発生させるかを推定した値であり、後者の実効再生産数（effective reproduction number：Rt）は、すでに感染が拡大している環境下のある時間tにおいて、1人の感染者が平均して何名の二次感染者を発生させるかを推定し、その時々の感染状況を反映し、Rtが1未満であると感染拡大を抑制できている状態で、Rtが1を超えると感染の流行が持続していることを示すことから、多くの国で日々の流行状況のモニタリングやリスクアセスメントの指標に用いられている、とのことです（新型コロナウイルス感染症の感染性、IASR Vol.42p30-32：2021年2月号、による）。このようにこれらの数値が、1を超え続けると、「指数関数的」に数値が上昇することになるのだと思いますが、これも前回述べたことですが、このような増加曲線が、特にわが国の第5波のように突然（もしくは必然の結果？）にpeak outして、またほぼ「逆数的」に減少してゆくのか？このメカニズムの解明から、本疾患の克服へのヒントがあるのかもしれない、などと愚考しております。

次に、新型コロナウイルス感染症の診断ツールとしての「PCR法」です。「PCR法」は生物学一般、感染症診断、法医学、遺伝学、出世前診断、臓器移植の組織タイピング、考古学、など多くの広い分野で応用されています。私自身は、「腫瘍学」において「PCR法」とかかわってまいりましたが、今回、「COVID-19」における、今一つの「指数関数」としての観点から述べてみたいと思います。

まず、「PCR法」の発明者である、Kary B.Mullis博士の自伝ともいうべき、「マリス博士の奇想天外な人生」（原題；Dancing Naked in the Mind Field, 福岡伸一氏訳、早川書房）を改めて読み返してみました。マリス先生の破天荒ともいえるかもしれない人生を興味深く思うことは当然でしたが、彼が若い時代、１９６８年にNature誌に「時間逆転の宇宙論的意味」が掲載されたことがあったとのことです。そして彼は、この論文にも関連して、壮大な宇宙感や自然の前で人類が謙虚であるべきことなど、様々の示唆に富むことを今回の著書でも述べておられます。一方、この「ＰＣＲ法」は、勤務先のシータス社の同僚の手による「鎌状赤血球」の迅速な診断法として、Science誌に取り上げられたとはいえ、彼の「ＰＣＲ法」自体は、Nature誌、Science誌には却下され、「Methods in Enzymology」（ちなみに、２０１９~２０２０年のimpact factorは1.394）に掲載されたものでした。大変、下世話ではありますが、恥ずかしながら、少し安心したり、また身近な思いを持ってしまいました。しかしながら、この「ＰＣＲ法」の原理は、誰にでも理解できる「ＤＮＡ合成・複製の原理」なのに、それまで誰も考えつかなかったことに着目したということでしょう。氏曰く、「2の10乗は、１、０２４だ。思わず笑えてきた。この反応を10回行うだけで、ＤＮＡの一部を１、０００コピー作り出すことができるのだ。しかもそれがどんなＤＮＡであっても応用できるのだ。（中略）この反応を20回行えば、１００万回コピーを軽く超える。30回行えば、もはや10億以上だ。」１９９３年のノーベル化学賞の受賞理由は、「ＤＮＡ化学での手法開発への貢献（PCR法の発明）」とあります。さらに、彼らシータス社のグループは、通常のDNA合成酵素は加熱することによって壊れてしまうので何度もこの酵素を追加する必要があることに対し「高温の環境にある微生物には耐熱性のDNA合成酵素が含まれているはず」との考えから米国イエローストーンの温泉にいる細菌、すなわち「極限環境微生物」に目を付け「Taq Polymerase」を開発したことが、酵素の「連鎖反応」をもたらすことにつながったことは、まさに慧眼で、私は個人的には、「セレンディピティ」ともいえることではないかと、感動いたします。また、この「PCR法」はマリス博士がドライブ・デート中（その時に乗っていたのは、ホンダのシビックだったそうです）に閃いたものであったことや、ノーベル賞を受賞する前に、「日本国際賞」を受賞した際の当時の皇后陛下（現、上皇后陛下）とのウイットに富んだやり取りも心が和みます。また、これは私が、癌研究を進める過程で「がん遺伝子」を学ぶ際に以前に読んだ本ですが、黒木登志夫先生の「がん遺伝子の発見—がん解明の同時代史—」（中公新書）の中にも、マリス博士についてのお話が出てまいります。

「マリスは1993年ノーベル化学賞を受賞した。その前年日本国際賞を受賞した際、式後のパーティーでガールフレンドとドライブした時のエピソードが紹介された。皇后陛下から『今日一緒に来られている方がその方ですね』と尋ねられたマリスは、『いや、別の人です』と答えた。皇后陛下はすかさずおっしゃった。『それではもう一つ大発見ができますね』。」(原文のまま)と、ありました。

この「PCR法」について、畏友でかつて食道外科および腫瘍外科医として共に「臨床と研究」に汗を流した、藤也寸志先生(現国立病院機構九州がんセンター院長)と話す機会があり、彼から、この「2」を底とした指数関数が基本にある本法に関連して、「もし仮に、厚さ0・1㎜の新聞紙を何回折ったら月に届くとおもいますか?」と問われ、面食らったことがありました。地球と月の距離を約38万㎞として、0・1×[2の42乗]で、439、804、651、110・4㎜、すなわち約44万㎞となり、42回で計算上月に届く、「え?わずか42回で!」ということで、「指数関数」のある種の神秘、そして「2のn乗」、「マリス博士の発想」、そして「PCR法」との奇妙な結びつきに感心したものでした。

さて、「そいえば！」ということで、はるか昔「指数関数」を習うずっと以前の子供のころに「とんち話」として読んだ逸話が蘇って参りました。それは、「曽呂利新左衛門の米」というお話で、彼が、豊臣秀吉から褒美を与えられる際、何を希望するか尋ねられた新左衛門は、今日は米1粒、翌日には倍の2粒、その翌日には更に倍の4粒と「指数関数」の法則で日ごとに倍の量の米を100日間もらう事を希望した。米粒なら大した事はないと思った秀吉は簡単に承諾したが、日ごとに倍ずつ増やして行くと100日後には膨大な量になる事に途中で気づき、他の褒美に変えてもらった（ウィキペディア Wikipediaより）、というお話です。時空を超えて改めてここにも、「指数関数」の魅力と魔力を再認識致します。

今回は、COVID-19に関連する、「指数関数」について、勝手気ままに述べさせていただきました。ご助言ならびにご批判を賜れば幸いに存じます。

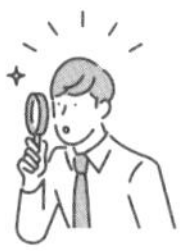

「うがった見かた」（その3）

先の晩秋に、「山形県の病院で、インターホンが鳴り、出入り口の自動ドアに足をかけた体長約１・３メートルのクマがいるのを、夜間守衛者の男性が目撃し、クマはすぐに立ち去った。」という小さな記事が目に留まりました。冬眠を控えたクマが人里に出没し、被害も見られることも多いようですが、この際には、人や物への被害は確認されなかったようでした。毎年この時期に、クマの被害にあわれた方々のご苦労はいかばかりかとお見舞い申し上げるとともに、「クマ」と「人間」、そして「病院」ということから、子供の頃に読んだ、「正坊（しょうぼう）とクロ」という新美南吉作の児童文学とその挿絵を想い出す方もおられると思います。

その概要は、村々を回る小さなサーカス団がある村で興行を行うが、サーカスの人気者・黒くまのクロが舞台に上がる寸前に腹痛をおこしてしまう。薬も飲まず手の施しようがない団長は、正坊をつれてくることを命じる。初日のはしご乗りで足をひねって入院している正坊の言うことなら、クロは聞くはずと考えたのだ。団長の命を受けたダンサーのお千代が病院から正坊をつれてくるが、すでにクロは生気がなくなっていた。そこで正坊は、いつもクロと一緒に舞台に出て行くときに演奏される「ゆうかんなる水兵」を歌いだす。それを聞いたクロは元気を取り戻して立ち上がり、薬を飲むことができたのだった。

このことがあってから、ますます正坊とクロは仲良しになり、サーカスの人気者となっていくが、サーカス団の内情は10人ほどの仲間がやっと食べていけるだけのものだった。2頭しかいない馬のうちの1頭が病気でなくなると、団長とお千代と正坊を残して、ほかの仲間は団を逃げ出してしまう。団長はサーカス興行をやめる事を決意し、お千代と正坊をメリヤス工場に住まわせ、クロを動物園に売ってしまうことになり、仲良しの正坊とクロは離ればなれになる。

動物園に飼われていたクロは、毎日力の無い眼をして過ごしていたが、ある日、「ゆうかんなる水兵」のメロディーを聞き、体中を血が巡りだしたかのようにいさましく歩き出す。歌っていたのは、お千代と二人で会いにきた正坊だった。クロは、ウォーンウォーンと、のどをしぼるようなうれし泣きの叫びをあげるのだった（ウィキペディアより）。というものです。今回のこのクマも受診したかったのでは？とも勝手に想像致しております。

さて、そのクマについてですが、私が前任地の大学に赴任して間もないころ、入学試験委員を拝命し、問題の材料を探していた時に、Nature誌のクマの冬眠についての、brief communicationとして、「Muscle strength in overwintering bears ……unlike humans,bears retain their muscle tone when moribund for long periods……」（Harlow, H. J. et al., Nature vol.409; Feb 22, 2001）という文献に遭遇しました。すなわち、「もし人間が130日間という長期に筋肉の活力を停止していたら筋力強度が90％喪失すると予想されるのに対して、クマではわずか22％未満の喪失であった」という研究です。

私自身、食道外科を中心とした腫瘍外科を専門としており、その術前・術後、そして長期のフォローアップに微力ながら力を尽くしておりましたので、栄養管理の重要性も実感して、様々な方策を実践致しておりました。特に、当時の食道の外科における患者さんは、低栄養の方も多く、また、当時は術後もしばらくはＩＣＵにおける人工呼吸器管理が余儀なくされることも多く、ベッド上に長く臥床することとなり、血中に骨格筋のタンパクが導入され、筋肉の萎縮も進み（今でこそ〝Sarcopenia〟骨格筋減少〟の概念は広く共有されており、早期の離床と筋力増強の理学療法も積極的に行われておりますが）、様々な問題点に直面しておりました。その様な状況の中、「3-メチル　ヒスチジン」は筋タンパク質が分解された後、タンパク質合成には再利用されずに尿中に排泄されることから、筋タンパク質の分解量の指標として検査していたことを思い出します。

そして前述した、この「クマの冬眠中の筋肉の萎縮の抑制」のメカニズムがどこにあるのか？についてそれ以来興味を持ち、我々の臨床に役立つヒントがあるのではないかと考えつつ、ただ、冬眠動物、特にクマを用いる実験など行うべくもなく、ひたすら、獣医学や生物学の研究成果にしばしば目を配りながら、今日に至っております。

最近は臨床の現場での骨格筋へのリハビリテーションや、筋肉トレーニングなどで、電気刺激法など様々試みられておりますが、私も当初は、単純に冬眠中でも微細な筋収縮が「持続的」に起こっているのか、など考えましたが、そのような知見は「クマ」に関しては今のところはなく、ただ、小型の哺乳類では、冬季中に「持続的冬眠」と「中途覚醒」が繰り返され中途覚醒時の体温上昇には、通常の筋肉の付随収縮としての「震え」と冬眠動物にある褐色脂肪細胞による「産熱」が齎されるとのことです（川道武男、他「冬眠する哺乳類」東京大学出版会　２０００年）。

さらに興味深いことは、たとえ冬眠動物であっても、夏に筋肉の活動量を制限すると、筋重量は大きく減少する（Lin et al., J Exp Biol, 2012）とのことで、冬眠期間中は、中途覚醒せず、摂食・排糞・排尿は行わない、骨量も変化しない、なども含め、その生理学的状態が、活動期とは全く異なる状態にある事のようです。そして、現在でもこの方面の研究は進み、冬眠中のツキノワグマの骨格筋でタンパク質とエネルギー代謝の変化が筋肉量減少の抑制と効率的エネルギー利用に寄与している可能性が示唆されたり（Miyazaki etal., PLOS ONE, 14, 2019）、その骨格筋の維持と代謝抑制に、Micro RNAが関与するとの研究結果（Luu et al., J Cell

Physiol, 235, 2020）などが報告されております。また、このように冬眠中は新陳代謝率と心拍数が急激に落ち、排便や排尿もしなくなり、血中の窒素量は急激に上昇する状況において、「Grizzly Bear、ハイイログマ」の観察で尿からアミノ酸を効率的に再吸収して、定期的に「筋収縮」を活性化すること、そしてそれには、筋肉中の「非必須アミノ酸」の自律的増加の機序が示されています（Mugahid et al., Sci Rep. 9; 2019)。またこの研究では、エネルギー代謝に関して、冬眠中のクマは、インスリン抵抗性となり、褐色脂肪細胞がその代謝に関与することが述べられております。やはり筋肉は「定期的periodic」ではありますが、確かに「収縮」していることは事実のようです。

ところで、「冬眠、hibernation」といえば、私が大学院生時代に病理学教室で、故・遠城寺宗知先生（幅広い人体病理の研究・診療分野の中での御専門の一つが「軟部腫瘍」でしたが）にご指導を賜り、そこで教わった腫瘍の中でも稀なものですが、「褐色脂肪種、Hibernoma」というものがあり、これは若年成人の背部肩甲骨間部や頸部の皮下に生じ、孤立性で被包され、割面が淡黄褐色のもので、冬眠動物の前述したエネルギー供給源と考えられる褐色脂肪から成る腫瘍である事から、「Hibernoma（冬眠腫）」と命名されております。この「褐色脂肪組織」はヒトでは胎生期に多く認め、その後は、次第に減少するのが通例のようですが、この腫瘍（ほとんどが良性腫瘍）が、単なる遺残というより、遺残組織が、自律的増殖により腫瘍化したものであろうと考えられているようです。

さて、一般的に脂肪組織は、過剰になったエネルギーを蓄える役割の通常の「白色脂肪」と、前述した冬眠動物や胎児・新生児に豊富にみられ、逆に脂肪を燃焼させることで「産熱」を促す「褐色脂肪」があり、この「褐色脂肪組織」に関しては、成人の肩甲骨周囲や頸部・腋窩における存在も指摘されており、これらの沈着物が、本来の古典的「褐色脂肪」の構成物質なのか、もしくは、単なるベージュ色の脂肪（beige fat）なのかは、議論があるようです（Lindell, M. E. et al., Nature Med, 19; 631-634, 2013, Cypress, A. M. et al., Nature Med, 19; 635-639, 2013)。「冬眠状態」や胎児においては、インスリン抵抗性でそのエネルギー源は、グルコースではなくケトン体であり、そこに本来の「褐色脂肪組織」は大きく関与しているようで、またその遺伝子発現は骨格筋系譜に類似したものであることも明らかにされております（Scale, P. et al., Nature, 454; 961-967, 2008）。

いずれにしてもこの「褐色脂肪組織」は、身体の活動性が制限された状況における筋肉の萎縮を極力抑えたい冬眠動物や、同じく運動量に乏しく、更に今後の筋組織の発達が重要な胎児・新生児期の代謝に大きく関与している可能性を考えるときわめて興味深いものがあります。また、この成人には乏しい「褐色脂肪組織」を活性化させることでの「筋肉萎縮対策」や「肥満治療」への可能性も模索されているようですが、まだ今後の課題のようです。

今回も、「冬眠」という事をきっかけとして、医学、特に外科学という私の専門分野から離れた、カテゴリーについて述べさせていただきました。いささか荒唐無稽で的外れなことも多いこととは思いますが、「冬眠」という現象は未だにその生理学的変化とメカニズムや、様々の制御機構は不明なことも多いようです。これらに対する、素朴な「知的好奇心」と共に、「医療・医学」における、様々な臨床現場における「骨格筋の萎縮」に関連した「栄養学」、「蛋白質代謝」、「宇宙空間」、もしくは無重力状態での生命維持管理」、更には、「臓器保存」など、この「冬眠」を学ぶことは、何か夢を感じさせるものがある、と思うのは私だけでしょうか?

今回もとりとめのないことを書いてしまいましたが、忌憚のないご意見とご教示を賜れば幸いです。

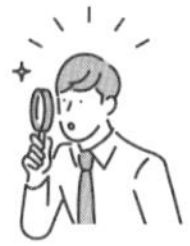

「うがった見かた」（その4）

私がこの「赤ページ」を書かせていただきはじめて、第4回目を迎えました。毎回、拙文で申し訳ありませんが、それでも読んでいただいている方々には感謝の言葉もありません。

さて、前回、「うがった見かた、その3」では、「クマ」そして「冬眠」の話題でしたが、今回は、対照的に、小動物の「アリ」および「働き」がテーマです。

少々以前の話題で、一時注目を浴びたトピックスで、一部メディアにも取り上げられたので、すでにご存じの方も多くおられるとは思いますが、北海道大学大学院・農学研究院、長谷川英祐先生のご著書、「働かないアリに意義がある」（「メディアファクトリー新書」、現在は改訂され「ヤマケイ文庫」、山と渓谷社）という書物からの内容です。複数の階級が協力し、「繁殖する個体」と「しない個体」が協同する特徴を有して、一つの「コロニー」を形成する「真社会性生物」の観察に基づいた興味深い内容です。この分野の「社会生物学」は、ミツバチの研究から始まり、彼らの「8の字ダンス」が、蜜源までの方向と距離を表わすというコミュニケーション手段との解析などから、1973年のノーベル生理学・医学賞を受賞した、カール・フォン・フリッシュ博士による「動物行動学」という学問分野の創設を契機として扉が開かれたとのことです。

さて、本の内容に戻りますが、アリにおいては、繁殖に関与する「女王」以外の個体の仕事には、女王、幼虫や卵の世話、栄養調達、巣の建設や修繕、仲間の世話などがありますが、一時的なアリの巣の観察からは、約7割の働きアリが「何もしていない」結果も見られたそうです。

さらに、「シワクシケアリ、myrmica kotokui」の1匹の女王と150匹の働きアリから成る7つの実験コロニーにおいて個体識別のためのマーキングのもとに観察した結果、すべてのコロニーで、ほとんど何もしないアリ「働かない働きアリ」から「よく働く働きアリ」まで幅広く存在し、更に3つの「よく働くアリ」のみを残すコロニーと、「働かないアリ」のみを残す4つのコロニーを女王と共に飼育観察したところ、どのコロニーでも一部がよく働き、一部はほとんど働かないという、「元のコロニー」と同様の分布を示したとのことです（Ishii, Y.and Hasegawa, E.：The mechanism underlying the regulation of work-related behaviors in the monomorphic ant, myrmica kotokui. J. Ethol., 31: 61-69, 2013. 動物学、昆虫学などの専門用語が多く、原典を読むのには苦労しました）。

このことは、「よく働くアリ2割、ふつうに働くアリ6割、働かないアリ2割」という事が、多くは一定であることから、「働きアリの法則」（ウィキペディア）とも言われているようです。また、働きアリの間にも存在する、仕事に対する反応性の違いは、「反応閾値（the threshold to task-related stimuli）」という個々の個体の「個性」によるものであり、それに基づいた集団行動の制御機構があると考えられているようです。そしてさらに研究は進められ、この「反応閾値」にvariationが多く、様々のアリが存在するコロニーでは、短期的な productivity（生産性）は低い。しかしながら、一方、「仕事が一定時間以上処理されない場合にはコロニーが死滅する」という条件のもとに simulationすると、これら variationのあるコロニーでは、活動的なアリが疲労した時に、コロニーの存続にとって途切れさせることができない労働をそれまで非活動的であったアリが交代するという重要な役目をはたしていることにより、均一な「反応閾値」の集団に比べ長く存続するという事が示され、コロニーの「long-term sustainability」には、非活動的アリが必須であることを示唆する論文が発表されました（Hasegawa, E. et al.：Lazy workers are necessary for long-term sustainability in insect societies.SciRep., 2016; 6: 20846）すなわち、直訳すれば、「働かないなワーカーは、昆虫の社会において、長期的な持続可能性のために必要である」というものです。

「sustainability」といえば、2015年の国連サミットで提唱された「SDGs」、すなわち「Sustainable Development Goals」持続可能な開発目標」を思い浮かべます。この国際的目標は17の目標とそれに付随する169の達成基準項目が掲げられており、今、行政、政治、経済界をはじめとしてあらゆる分野、そしてていたるところで議論され実践されております。いずれにしても、この「sustainability」というkeywordは、このことが契機かどうかは、詳しくは存じませんが、よく目にする言葉となりました。それはさておき、この論文は、昆虫（アリ）の社会（colony）における「sustainability」のテーマでした。

このことを即、ヒトにanalogical（類推的）に当てはめることは難しいとしても、今日的課題である「働き方改革」、特に目前に迫った医師の対応、および「ワークシェアリング」などについての示唆を与えてくれる可能性もあるように思います。さらに先の文庫本の最後に著者らも述べているように、「今、役立つものにだけ投資しろ、という声はよく聞かれますが、それは滅亡への一本道です。40億年間を生き抜いてきた生物たちが、効率より存続を優先しているという事が、無駄の重要性をなにより物語ります。」という言葉は、「成果主義」の重要性も大切である一方で、傾聴に値するのではないかと個人的に思います。「無用の用」という言葉や、「すぐに役立つものは、すぐに役立たなくなる（小泉信三氏）」という名言もあります。さらには、今回、経験したCOVID-19の流行や様々の災害における、一見「無駄」と思えるような「予備」を準備するような「冗長性、redundancy」も想定する必要性を痛感致します。

このように、あらゆる生物において「個体は社会からは逃げられない」けれども「日本という平和で裕福な社会に生まれたおかげで、私たちの多くは文句を言いつつも楽しく日々を暮らすことができる」こともまた事実でしょう。一方で、「反応閾値」を個性とした「真社会性生物」を多様な「個性」を有するヒトの「社会」に模することには限りがあります。ヒトが「真理に出会えた瞬間はとても感動的で、良質な芸術がもたらしてくれるのと同質な感動を与えてくれます。」（長谷川英祐氏）また、ヒトは歴史を大切にします。「アリ」「ヒト」そして「歴史」「芸術」「倫理観」を考えるときに、私が多くを学ばせていただいた、故・小林秀雄氏の言葉を想い出します。

「歴史を鏡と呼ぶ発想は、鏡の発明とともに古いように想像される。歴史の鏡に映る見ず知らずの幾多の人間達に、己れの姿を観ずる事が出来なければ、どうして歴史が、私達に親しかろう。事実、映るのは、詰まるところ自分の姿に他ならず、歴史を客観的に見るという事は、実際には、誰の経験のうちにも存しない空言である。（中略）思い出のうちに浮かび上がれば、どんな摂理によるのか、思い出の主と手を結ばざるを得ない。これは、私達が日常行っているいかにも真実な経験である。だから、人間は歴史を持つ。社会だけなら蟻でも持つ」（プルターク英雄伝、「考えるヒント」より、下線、筆者）。

最後に、前述した「アリ」の研究に関連して、浅学ではありますが私の専門の「腫瘍学」の視点から少々荒唐無稽なことを述べます。「真社会性生物」には、女王とは別に、繁殖をするだけのような、コロニー内での「裏切者、（だますもの、cheater チーター）」が出現し、場合によっては、この「チーター」に寄生されたコロニーが滅びてしまうことがあり、このことは、人における「がん」との関係にも似ているように感じられます。また、「アリ」や「腫瘍」は多くの場合、その起源は元をたどれば、遺伝的にある程度は単一もしくは近似したものであり、今回のこれらの研究で示された「働かないアリ」の意義については、ある意味で「抗腫瘍戦略目標、（Tumor dormancytherapyなど）」、また一方で治療targetとしての「がん幹細胞（畏友、森正樹先生のご専門のひとつ）」や「治療抵抗性」にみられるような「dormancy（休眠状態）」との共通点も感じられ、何か応用できないものかとも愚考いたしております。さらに、「variation」を有する集団が「sustainability」という観点から優位であるという事ですが、腫瘍組織においても、「不均一性」を有するものは、治療抵抗性のことも多く、「ADC、antibody-drug conjugate、抗体薬物複合体」の臨床応用も広く行われるようになりました。「variation」もしくは「不均一性」を有する組織は「resilience、弾力性、回復力」に富み、いわゆる「しぶとい」集団なのでしょう。私たちの社会も、ある程度共通の目的、志、方向性、そして想いをもって、しかもその上で「variation」を内包することが、その「sustainability」につながるのかもしれません。

今回も、まとまりのない愚にもつかないことを申し上げましたが、お許しいただき、また最後まで拙文を読んでいただいた方に心から深謝いたします。

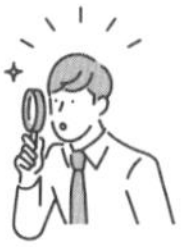

「うがった見かた」（その5）

臨牀と研究、赤ページの「うがった見かた」も5回目となりました。少々以前の話ですが、私が前任地、群馬大学外科学教室に奉職したのは平成10年から平成30年でした。その間の平成16年から「医師臨床研修医制度」が開始され、さらに「新専門医制度」の議論が進められ始めていたころ、医学生から研修医、そして「外科研修開始医師」、この一連の経過における「外科学教育」のあり方、就中「若手外科医」の教育について模索していたころ、私の最も尊敬する、外科医、研究者そして教育者であられる方のお一人である、小川道雄先生（当時は、市立貝塚病院総長）の、「次世代外科医の育成（消化器外科、38: 237-240, 2015）」という玉稿にめぐり合うことができました。

小川道雄先生は、著名な先生で、ご存じの方も多くおられるとは思いますが、大阪大学のご出身（私の恩師、杉町圭蔵先生とは同世代の昭和38年ご卒業）で、熊本大学第二外科教授、同大学副学長などを歴任され、外科学にとどまらず、基礎医学、教育、語学そして歴史にも精通され、多くのご業績と様々の医学、医療に加えて社会へのご貢献も重ねてこられた先生です。この「臨牀と研究」においても、まさにこの「赤ページ」に2005年、82巻で連載された文章は、毎回私も楽しみに拝読させていただきました。そしてそれらの名文は、「良質のエンターテインメントを選び、最新の医学・医療の進歩と共に紹介した新しい形式の『読書案内』」として、「もうひとつの謎解き」（へるす出版）として出版されています。先生には様々の学会や研究会でも近しくお声をかけていただき、多くの示唆に富むご教示をいただきましたが、外科学、侵襲学、医学教育などの幅広い分野での数多くのご著書も拝読させていただきました。その中には「外科医の世紀近代医学のあけぼの（Das Jahrhundert der Chirurgen, Jürgen Throward著）」および同著者の「外科医の帝国現代外科のいしずえ（Das Weltreich der Chirur-gen)」と「外科医の悲劇崩れゆく帝王の日々（Die Entlassung)」の訳本もあり、これらは多くの外科医を中心に広く読まれ、不肖私は、前2冊の「書評」をそれぞれ「外科治療」

誌（2007年）および日本医事新報（2012年）で書かせていただく光栄にも浴しました。

小川先生には感謝の気持ちでいっぱいですが、さて前述した「次世代外科医の育成」のなかで、若い外科医の減少傾向を危惧され、「臨床能力とは？その構成要素」「指導医に求められる条件」「プロフェッショナリズム」「研修内容の標準化の重要性」などを的確に示されています。そして注目すべきは、「どのようなときに成人の学習効果が上がるのか？」として、そのことに必要な、「学びたいという欲求をもっているとき、解決すべき問題に直面している時」という「動機」と「学ぶ内容や方法を自分で調整でき、学んだ内容を直ちに応用できる時、尊敬する上級者が身近にいて、その言動を真似することができるとき」という「環境」を明示され、そのための環境の整備が重要であること、そして、「最も重要なのは最初の6ヵ月である」という事にも言及しておられます。その早期の学習の重要性に関して、「刷り込み（インプリンティング）」すなわち「信じられないほど急速で、修正が困難で、きわめて長時間持続し、それを完全に保つために反復学習を必要としない学習」の紹介がありました。この「刷り込み」という現象は、ハイイロガンの観察から、離巣性のヒナは誕生直後にみた大きくて動くものを、自分の親であると記憶することが、ノーベル生理学医学賞を1973年に受賞した、コンラート・ローレンツによって広く知られるようになったとのことでした。アンデルセンの童話「みにくいアヒルの子」のお話も頭をよぎりますが、一方、ヒトにおいてはこの「刷り込み」現象があるか否かは議論が分かれるところのようですが、いずれにいたしましても、このような動物の観察の「醍醐味」に惹かれ、当時、「ソロモンの指環―動物行動学入門―コンラート・ローレンツ著、日高敏隆訳」（早川書房）を早速読み始めました。

この「ソロモンの指環」とは、様々な動物と、愛と忍耐と好奇心をもって暮らし、観察してきたローレンツ氏が「旧約聖書ののべるところにしたがえば、ソロモン王はけものや鳥や魚や地を這うものどもと語ったという。そんなことは私にだってできる。ただこの古代の王様のように、ありとあらゆる動物と語るわけにはいかないだけだ。その点では私はとてもソロモンにはかなわない。けれども私は、自分のよく知っている動物となら、魔法の指環などなくても話ができる。この点では、私のほうがソロモンより一枚うわてである。」という文章に基づいているものです。この本の中で私が、特に興味を覚えたのは、先の小川先生の文章にも出てくる、「ハイイロガン」の卵を抱いて温め孵化に立ち会った「マルチナ（養子にしたつもりで命名）」がローレンツ氏を母親のようにしてふるまうこと（インプリンティング）、鳥である「コクマルガラス」をヒナの時から鳴き声（その鳴き声から「チョック」と命名）を真似しながら生活して飼っているうちに、著者に餌を食べさせようとする「給餌衝動」を見せたりする、すなわち「動物の社会的行動には、その対象が遺伝的に決められてはおらず、各個体の経験によって決定されるものがある」という事が示されています。

最新の「動物行動学」の成果については、専門外の私にとっては知るべくもありませんが、私がこれら遺伝に基づかないと思われる現象に、特に興味を持ったのは、個人的なことで恐縮ですが、「外科学」、「病理形態学」などのどちらかというと、「表現型（phenotype）」から研究アプローチをしてきたこと（それを補完すべく同じ研究グループで現国立病院機構九州がんセンター院長の藤也寸志先生や、がん研有明病院副院長の渡邊雅之先生ら、生化学、遺伝子学、ウイルス学に造詣が深い畏友と常にディスカッションして学んで参りました）から、以前から、生命現象（「腫瘍学」も含め）をいわゆる「遺伝子決定論」からのみ解釈することに抵抗感を抱いていたことも関係しているのかもしれません。勿論、あらゆる表現型は「直接的」に加えて、「間接的に」すべて「遺伝子」起因するものという考え方もあり得るとは思います。先の「インプリンティング」にしても「genetics」では説明がつかないと思われる一方で、「環境」が何らかのタンパクなどの変化を惹起し、「epigenetics」に遺伝子に影響し、その機能を変化させ、それが不可逆性になった結果「刷り込み」として保持されるという事もありうるのかもしれません。いずれにしても、「genetics」「epigenetics（藤也寸志先生はこの分野でも素晴らしい業績を上げておられます）」そして「exso-genetics?」など多方面からのアプローチの重要性を以前から痛感してまいりました。

そしてこの命題は、小川先生の先の論文からさかのぼること約10年前に、群馬大学外科学教室での「リサーチ・カンファレンス」の際に、議論となり、ある教室員からの「バッタ理論（教室員の命名）」というのがある、という話から、「動物にとって社会とはなにか」（講談社学術文庫）という著書が紹介され、その著者は、奇遇にも先のローレンツ博士の著書の翻訳をされた、日高敏隆先生（京都大学名誉教授、「春の数えかた」では日本エッセイスト・クラブ賞受賞でも有名、１９３０〜２００９）のご著書でした。

最近、ユーラシア大陸などでのバッタの大量発生や群飛の報道もしばしば目にしますが、この「動物にとって社会とはなにか」という本の中に、１９２１年のウヴァロフ（Boris Uvarov）の「相説（そうせつ）」すなわち「トノサマバッタには群飛する品種としない品種があるのではなく、群飛をする時期（正しく言えば相）のものとしない相のものがあって、時々一つの相から他の相へ移りかわるにすぎない」との説に基づき、「じっさいに、実験室で群集相のバッタの産んだ卵からかえったばかりの幼虫を二つのグループにわけ、片方は一匹ずつ別々に、もう片方は群集状態で育てると、前者は緑色で太った、翅や肢の短い、孤独相型の親になり、後者は典型的な群集相（翅や肢が長い）の親になる。孤独相の親子についても、同じことがいえる。したがって群飛するかしないかは、品種のちがいなどという遺伝的なものではなく、もっぱら発育時の密度によって決まるものなのである。」という事が示されていました。この「群集効果（crowd effect）」は、ゾウリムシなど、いろいろな動物でいろいろな形でみられるようです。「密な環境に置かれれば、翅や肢が長くなり、より遠くへ群飛する」バッタのそのようなことから、少々突飛ですが、腫瘍においても、密な環境とそうでない環境によって、「表現型」が影響されるか否かの実験を「がんの転移」という観点から計画いたしました。

すなわち、複数の「がん細胞株」をシャーレ上で低密度と高密度で培養し、それら環境における両群の細胞を同じ条件で動物の静脈から注入したところ、ある細胞株（Colon26）では低密度では肺転移は少なく、高密度では肺転移は多発し、その次の世代を逆の環境で培養してもこの現象は再び見られました（Kuwano, H.; Miyazaki, T. et al.：Oncology, 2004; 67: 441-449）。この実験では、培養状況など様々の不確定要素もあり、また用いたもう一つの細胞株（B16-F10）ではこの現象がみられなかったことから、必ずしも普遍的な現象ではないことはこの実験のlimitationではありますが、少なくともこのような現象がささやかながらも存在することも事実だと考えられました。

このように、動物にみられる現象を analogic（類推的）にがん研究に応用することの妥当性については、皆様のご批判を仰ぎたいと思いますが、また一方、がんにみられる現象から私共のあり方に示唆をもらったことを最後に述べたいと思います。それは、「がんの転移過程」すなわち、⑴がん細胞が転移能を獲得し、原発巣から離れ、⑵離れた部位に運ばれ、⑶到達した臓器に着床し、⑷免疫からエスケープし、また血管を新生して、その場で増殖を続けること、により転移は成立します。このこと自体は当然私達には好ましくないことですが、私は、九州大学から群馬大学に赴任する際に思ったことがありました。それは、母校・母教室（原発巣）を離れ、赴任する施設（転移臓器）の主宰者としての能力を持ち、その場所の特性を理解し、反発や排除（免疫）を最少にして、親和性をもってそこになじみ、職場環境を整えしっかりと根を張って（血管新生）、組織を拡大させ（増殖）、さらに願わくば、その組織の構成員から新たな活躍の場（再転移巣や娘結節など）が展開されること、など赴任先で頑張ることは、たとえは少々乱雑で聞こえは悪いという事は十分承知の上で、ある意味で「がんの転移」と似ていると思いつつ、精進して赴任先への貢献と母校への恩返しをひたすら考えてきたことを懐かしく思い起こしております。そしてこのようなコンセプトのもとに、徳島大学外科学教授の島田光生教授をはじめとした多くの仲間と、「メタ（転移）の会」と称してお互い励ましあってまいりました。現在も皆さん、とても元気にご活躍されていることは、ご存じの通りです。あたかも「そのこと」のごとく。

「うがった見かた」（その6）

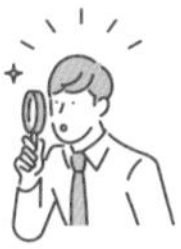

第6回「うがった見かた」は、「波」について書かせていただきます。COVID-19の流行に関して、その検査陽性者、重症者などの経時的「波」は、常に私たちの目に留まり、いささか食傷気味ですが、当院では、概ね昨年末、すなわち第5波までの私どもの経験を網羅した出版物、「福岡市民病院 COVID-19記録集 波濤を越えて」（図1）を刊行させていただきました。この度のCOVID-19に対しては、どの施設におかれましても、それぞれのお立場で、真摯かつ懸命にご尽力されていることと存じ、心から敬意と感謝を申し上げたいと存じます。私共の施設においても微力ながら全力で力を尽くしてきた足跡

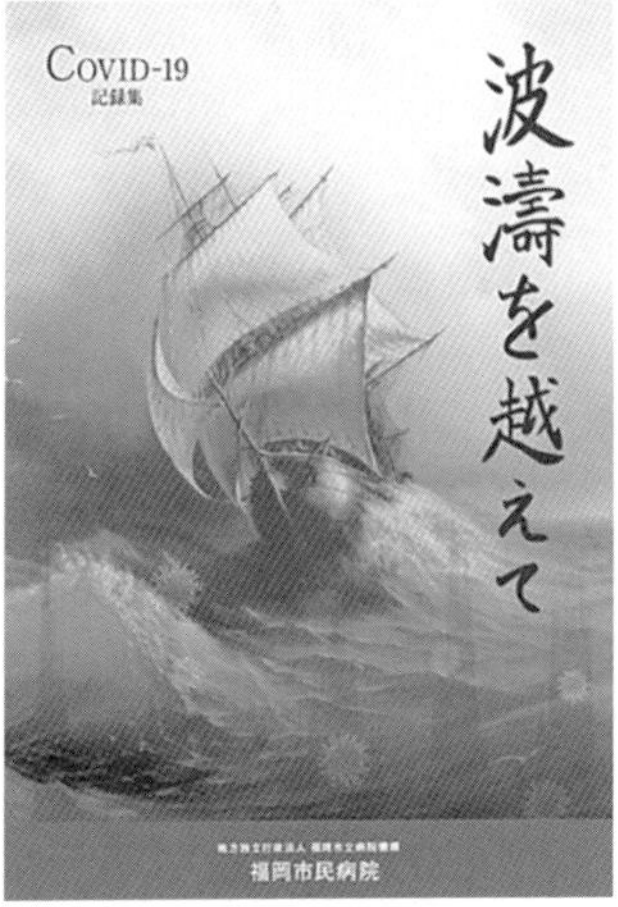

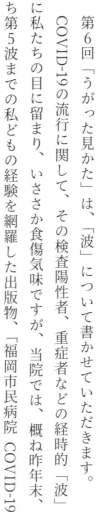

図1 「福岡市民病院 COVID-19 記録集　波濤を越えて」

として後に残すべく記録集を出版させていただいた次第です。そして、この題名である、「波濤を越えて」は広く職員にタイトルを公募し、多くの候補の中から選出されたもので、「COVID-19の実際の感染陽性者数などの波」ならびに「この感染症という荒波」に対する私たちの、それを乗り越えるべく誠心誠意対応してきた姿勢、を表わすことを意図したものでした。その提案者（そして受賞者）は、図らずも当院、東秀史副院長でした。この「波濤を越えて」はさまざまな著書のタイトルにも用いられているようですが、何より有名なのは、多くの方が子供のころから親しんだ、メキシコの作曲家、フベンティーノ・ローサス作曲のワルツでしょう。この授賞式では、この名曲を流しながら表彰いたしました。

さて、その「波」についてですが、今回はCOVID-19に関連しない私の専門の「消化器」における「波」について述べてみたいと思います。すなわち、消化管運動における「消化管収縮波」です。私が、九州大学在職中、恩師、杉町圭蔵先生のご指導の下で食道外科を中心に臨床と研究、教育に携わっていた時、その対象は主に、食道癌などの腫瘍でありましたが、一方で、「食道アカラシア」などの機能性疾患の診療にも力を注いでおりました。その診断のための機能検査は主に当時の九州大学病院では、心療内科にご助力を戴いておりましたが、この消化管運動の評価の重要性は十分に認識致しており、多くを学ばせていただきました。私は、平成10年に群馬大学の外科に赴任致しましたが、群馬大学には、故・伊藤漸（すすむ）先生を中心とした、「消化管運動」に関する基礎的（生理学的）研究の伝統と基盤があり、また内科では様々の消化管の機能性疾患の診断学が盛んでした。そして私が赴任した直後に、その内科から、きわめて稀な「びまん性食道痙攣症（diffuse esophageal spasm）」の患者さんのご紹介があり、当時は確立した治療法もなく文献も限られており、また現在の内視鏡を用いたPOEM（Per-Oral Endoscopic Myotomy）の手技もまだなく、内科の先生から試験問題を出されたような気持で、九州大学の経験を踏まえ思案を重ね、「食道左壁縦軸方向の長い輪状筋切開を施行しそこに胃底部をパッチする」手術を施行し、経過もよく胸を撫で下ろしたことを想い出します（Kuwano, H. et al.：Long Myotomy of the Esophagus and Gastric Cardia with a Complete Fundic Patch Procedure for Diffuse Esophageal Spasm. Hepato Gastroenterol, 51: 1729-1731, 2004）。ただ、この「消化管運動」の学問は、当時は生理学的研究と内科診断学にある程度限られていた感があり、是非この分野の手法を外科学にも取り入れようと考え、その領域で「消化管運動生理学」を研究をしていた若い外科医と共に、研究グループを立ち上げ、外科の立場からその展開を図りました。そのころ、生命予後のみならず、「生活の質（ＱＯＬ）」の重要性も広く論じられるようになり、「外科手術後の（再建術式別などの）消化管機能評価」、「外科的診断学」や「薬剤の評価」などの研究に着手致しました。

さて、消化管運動は実験でイヌなどの動物で観察する際には消化管に装着された「strain gauge force transducer」などを用いて、運動によって生じる「ひずみ」を電気信号に転換して測定され、例えばビーグル犬を用いた消化管運動機能の解析手法では、その消化管各部位の漿膜にトランスデューサーを縫着して、意識下の犬の消化管運動を詳細かつ経時的に観察します。このモデルを使用することで再建術式や消化管ホルモンが消化管運動に与える影響を解析することが可能となりました。さらに、この実験モデルから得られた知見を、ヒトの術後再建腸管の運動機能評価に応用する研究も、これまでに行ってまいりました。ヒトでは様々な方法での「内圧検査」により評価されます（近年「high-resolution manometry」が広く用いられ、詳細かつ様々な病変の診断と評価に大きく寄与しております）。

「消化管運動」に関しては、「摂食前後で明らかに異なった2つのパターンに区別される。1つは強収縮波群によりなる空腹期収縮 interdigestive contractionで、摂食後10~12時間目より観察される。もう1つは摂食後にみられ、収縮力は弱いながらも規則的に発生する律動的収縮波群の食後期収縮 postprandial contractionである。消化管の収縮は、神経性および体液性に調節されている（標準生理学第9版医学書院、p832「消化管運動」持木彫人、桑野博行）」という事であります。図2、3にイヌを用いて測定した「消化管運動波」のチャートをお示しいたします。図2の右は食後期の収縮を示しており、律動的・持続的に食物を攪拌、粉砕して吸収しやすい状態にするための消化管収縮で、左が空腹期の収縮波を示しており、食後期よりも強い収縮で消化管上部から下部へ経時的（横軸）に伝わっている

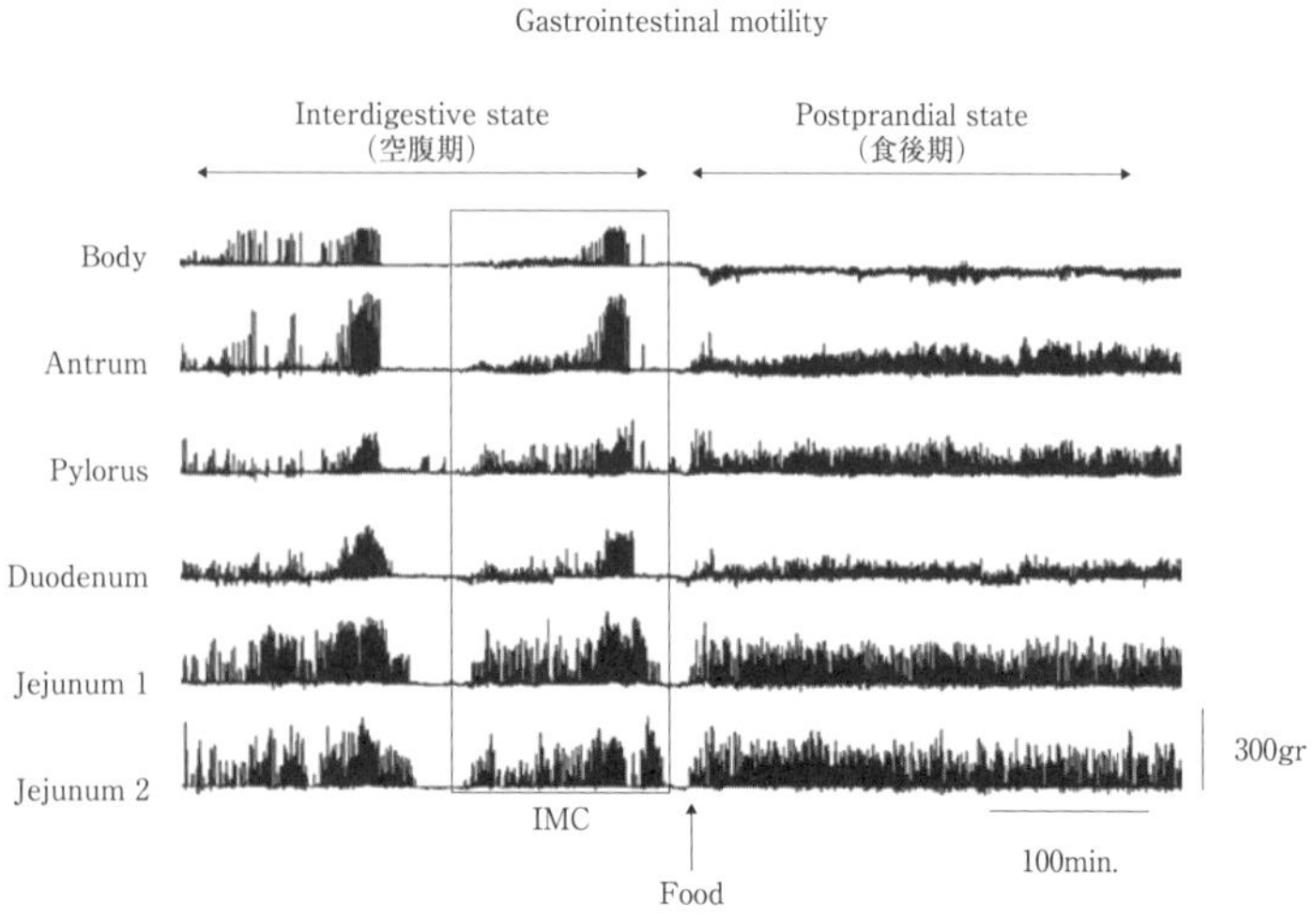

図2　イヌを用いて測定した消化管運動

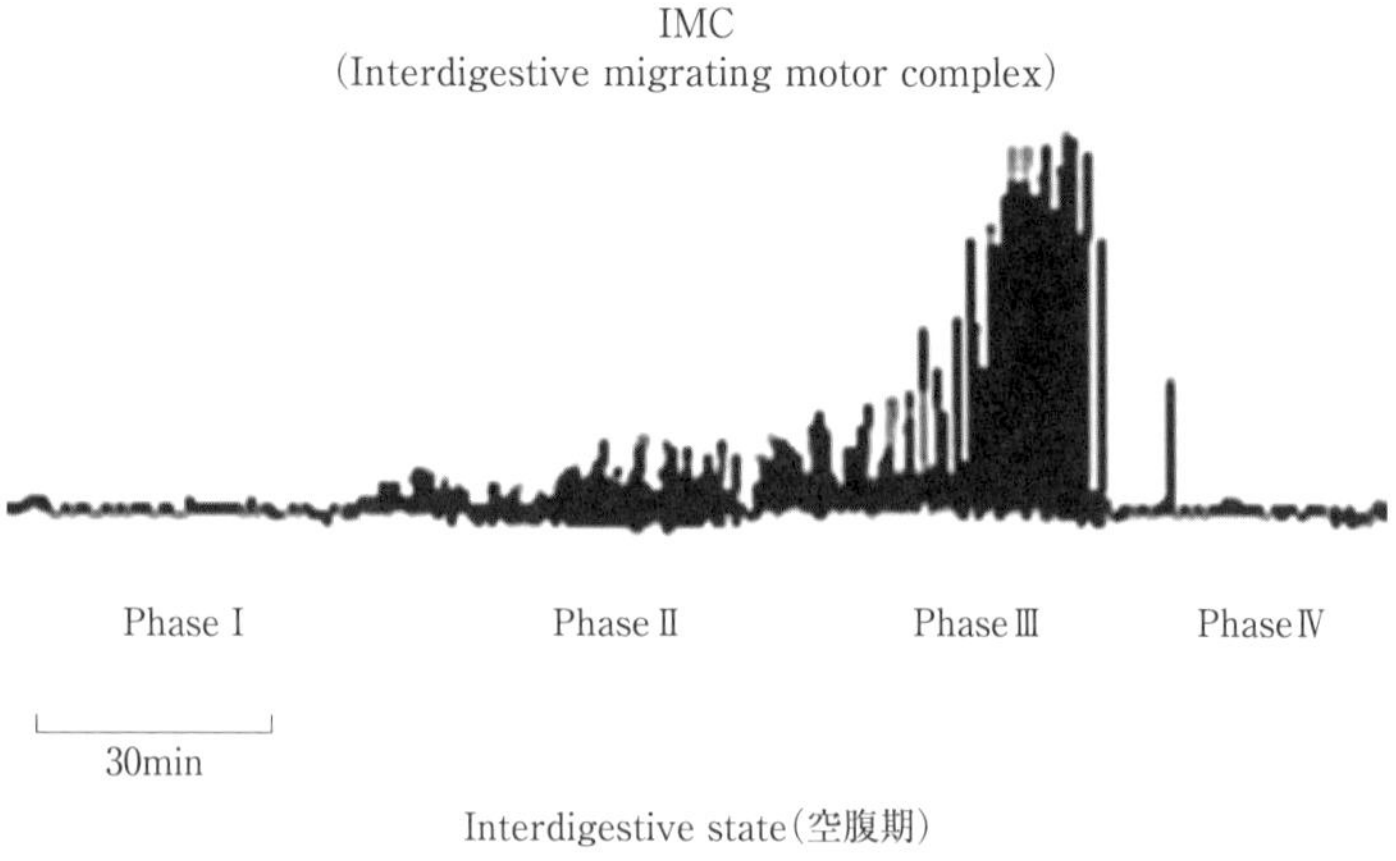

図3　空腹時に観察される代表的な消化管運動

ことがわかります。図3がその空腹時に観察される代表的な消化管運動の波形でInterdigestive migrating motor complex、ＩＭＣと呼ばれており、ⅠからⅣまでのPhaseが存在し、PhaseⅢが最も強い収縮を示します。この空腹期の強い収縮が、様々の消化管機能の評価の指標となるとともに、後に述べる空腹時に「おなかがグーッとなる」ことにも関係してまいります。

前述いたしましたように、この消化管運動の解析手法を応用することで、ヒトの消化管再建法における運動能や回復に要する時間を比較することも可能です。以前は、手術後の「生活の質（ＱＯＬ）」の評価は、患者さんの主観的な観点からが中心でしたが、この方法を用いることにより、ある程度客観的なデータに基づいた検討を行うことが出来ます。例えば、消化管手術後の再建法の評価に関して、スリーブセンサーを用いた胃全摘術後の空腸間置群と空腸嚢間置群の消化管各所の内圧測定により、消化管運動の回復時期を比較し、「術後の消化管運動回復は空腸間置が良好で、食事の摂取量も消化管運動の回復に比例することにより空腸嚢を作成するメリットは少ない」との結果が、あくまでこの研究からの観点からではありますが、得られました（Mochiki, E., Kuwano, H. et al.：Am J Surg, 187: 728-735, 2004）。また、消化器外科医が疑問に思っている、食道癌術後患者さんの再建胃管の運動能がどのような状態なのかも評価すると、胃管の運動機能は幽門輪から口側に向かって経時的に回復しますが、胃体部の運動は24ヵ月後でも回復に乏しいことが明らかとなり、更にエリスロマイシン（抗生物質ではありますが、たまたま動物実験で使用した際に、後に述べるモチリンの agonist作用がある事がわかりました。ただ保険適応はありません）の投与により前庭部、幽門輪の運動機能の改善、また胃排出能も改善することが明らかとなりました（Nakabay-ashi, T., Kuwano, H. et al.：Am J Surg, 83: 317-323, 2002）。

このように「消化管運動」という分野はとても地味で、大動物の飼育も含めた実験体制の構築や、臨床研究では実際の患者さんの多大なる協力を戴く必要があり（その信頼関係は臨床医としての資質が試されているとも言えます）、労力も大変ではありますが、このような運動とその測定が、様々の疾患でどのようになるのか、また、外科の立場からは手術の術式でどのように変化し、また回復してくるのか、などきわめて重要な情報を得ることが出来る方法の一つと捉え、多くの臨床と研究を遂行してまいりました。その様な「消化管運動」中から、最後に少々耳目を引きそうな（勝手に自分で思っているだけかもしれませんが）ことを以下にお示ししたいと思います。

「おなながすいた」ということ「食欲」といえば、私どもの世代は九州大学生理学教授であられた大村裕先生の「食欲中枢」「満腹中枢」の熱のこもった講義を想い出します。ただここでは、中枢性、もしくは神経を介したメカニズムではなく、消化管局所のイベントとしての観点から、「消化管運動」に限定して述べてみたいと存じます。

「おなかがグーッとなる」現象は、皆さんご経験があると思います。勿論、小腸、大腸などの運動にともなっておこることもありますが、空腹時にもこの事は、胃においてよくおこります。ペプチドホルモンの一つである、「モチリン、motilin」は主に十二指腸、小腸から分泌され、消化管運動を促進する機能があります。図4は血中のモチリン濃度の変化と、空腹時の消化管運動の関係を示していますが、中段に示す血中モチリン濃度の上昇に伴って、上段の消化管運動が亢進しますが、この現象は、胃内の食物残渣や分泌物等を十二指腸に送り、食物を受け入れる準備としての運動とともとらえられ、空腹時におなかがグーッと鳴る現象として私達も自覚することが出来ます。

さらにこの「モチリン」と「グレリン」の濃度変化と消化管運動の関係を検討した結果を図5に示します。グレリンは主に胃体部から分泌されるペプチドホルモンであり、食欲を亢進させる機能があります。空腹期のモチリン血中濃度亢進に引き続いて、食欲亢進作用のあるグレリンの血中濃度が上昇します。本検討により、おなかが鳴ったあと食欲を感じるメカニズムが理解できます（Ogawa, A., Mochiki, E., Kuwano, H. et al.：Interdigestive migrating contractions are coregulated by ghrelin and motilin in conscious dogs. Am J Physiol Regul Integr Comp Physiol, 302（2）：R233-241, 2012）。

胃の内容物が次の臓器に送られる「胃運動能」検査には、⑴アセトアミノフェン法、⑵13C呼気試験法、⑶ラジオアイソトープ法、⑷超音波法、⑸X線不透過マーカー法などがあります。⑴のアセトアミノフェンは、解熱鎮痛剤として広く用いられていますが（今般のCOVID-19のワクチン接種の副反応の際の使用も含め）、こ

血中 Motilin の濃度変化

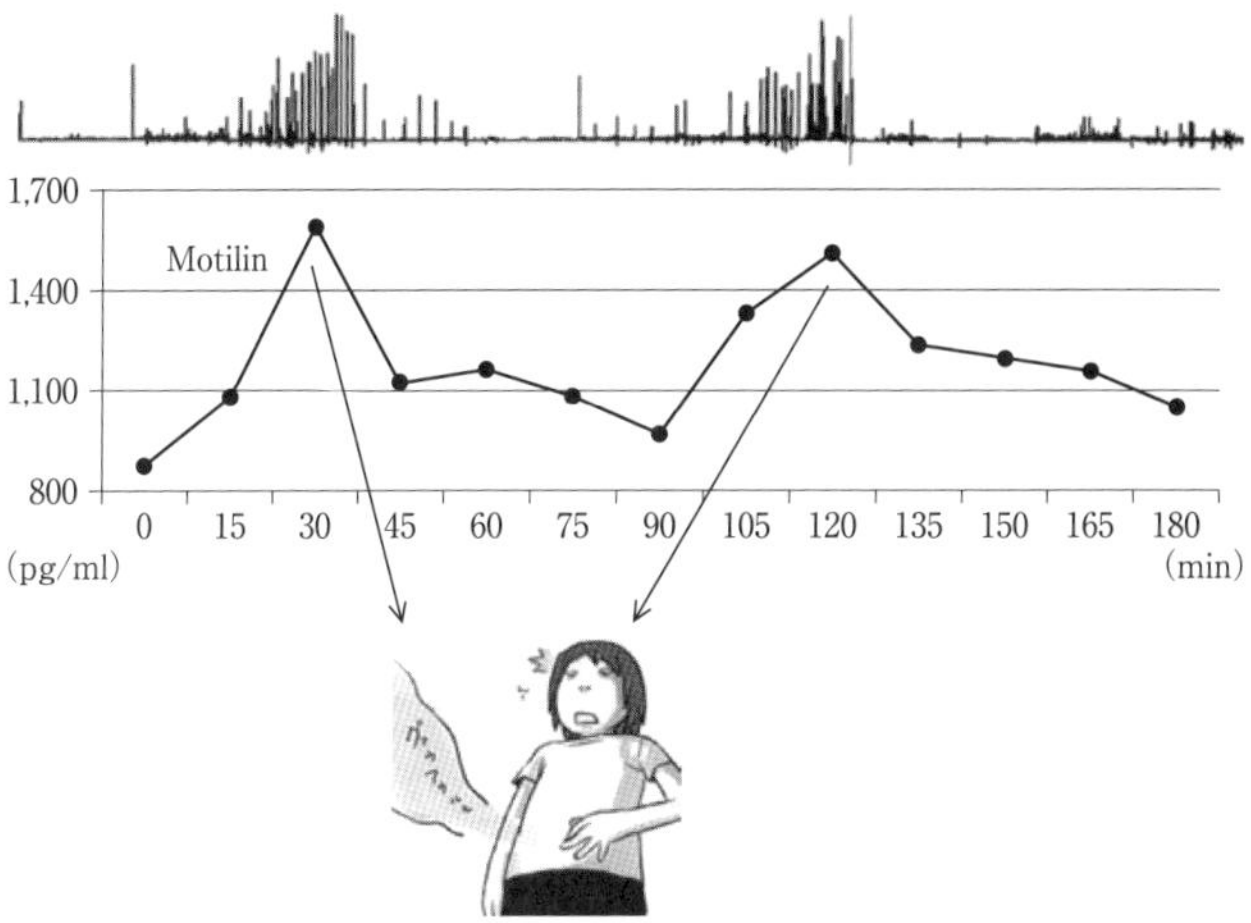

図 4　血中のモチリン濃度の変化と、空腹時の消化管運動の関係

血中 Motilin-Ghrelin の濃度変化

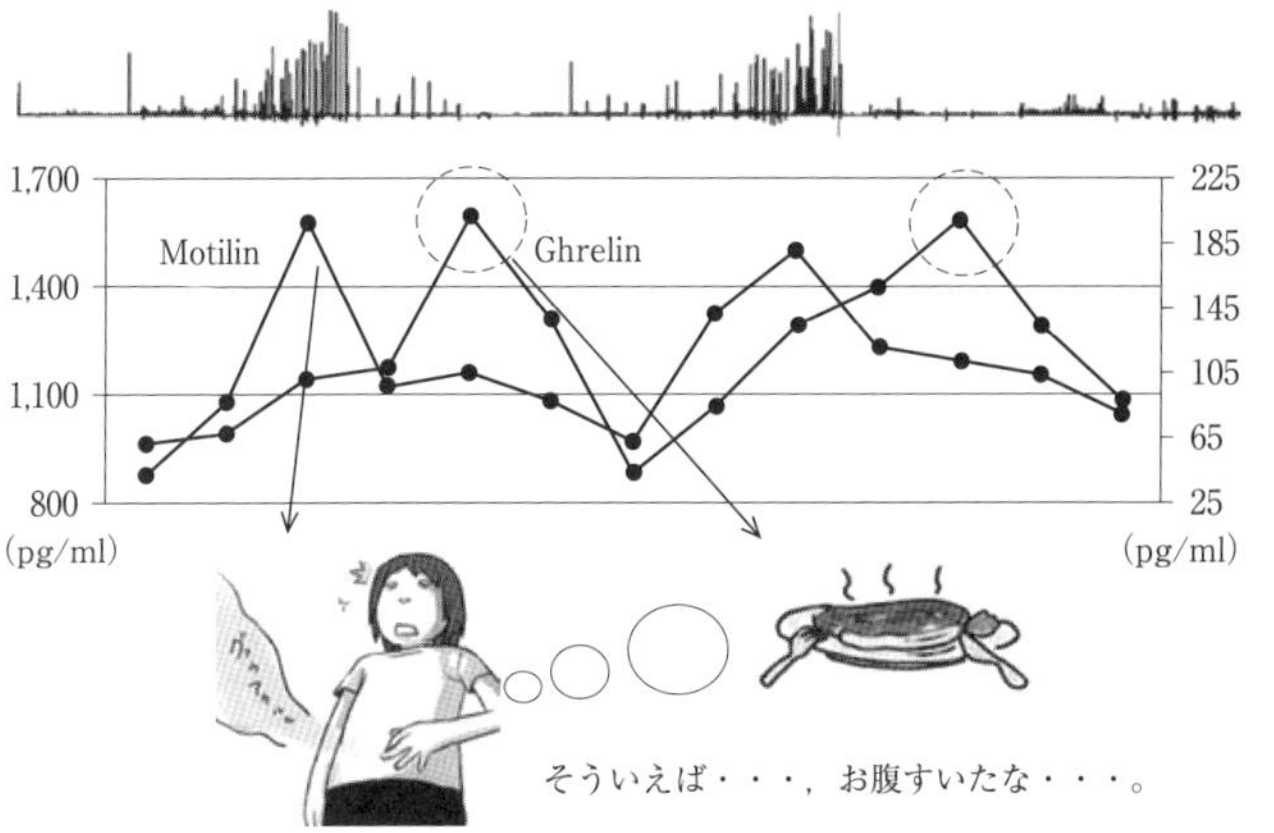

Ogawa, A. and Kuwano, H. et al.: Am J Physiol, 2012 Jan 15; 302(2)

図 5　「モチリン」と「グレリン」の濃度変化と消化管運動の関係

れは胃からは吸収されずに、消炎鎮痛剤でしばしばみられる胃粘膜障害が軽減される特徴を有し、また十二指腸以下の小腸で速やかに吸収されることを利用して、本剤を服用した後の血中濃度を経時的に測定することにより、そのカーブの「波」のピークが早ければ排出能が高い、遅ければ排出能が低いという検査法です。私共も動物実験で「グレリンの胃運動能・排出能への影響に関する検討（T. Ohno. H. Kuwano et al.：Ghrelin does not stimulate gastrointestinal motility and gastric emptying：an experimental study of conscious dogs, Neurogastro-enterology & Motility, 18: 129-135, 2006.）」などしばしば用いました。

以上、今回は「波」ということばに関連して、「消化管収縮波」を中心に述べましたが、かなり「我田引水」な内容となり恐縮しております。分子生物学や再生医学などの最先端をゆく学問が極めて重要なことは言わずもがなですが、一方でこの「消化管運動」などのような、一見地味な、また手間がかかる学問にも「夢」があるという事を、ただただ申し上げたかったことをご理解いただければ望外のよろこびであります。

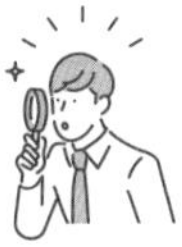

「うがった見かた」（その7）

私が、大学の教員時代に「外科学」の講義で、食道外科、特に食道癌について説明する際、その進行がんの症状として代表的なものが「嚥下困難」であり、しばしば「肉片がつかえる」ことで気付くことがある事を述べておりました。その時に「食物や内容物が口腔に戻り吐くようなこと」を何というかと問うと、多くの医学生は「嘔吐」と答えることが多く、「嘔吐」とは通常「悪心・嘔気」を伴うもので、この場合は、「吐逆」または「逆流」（regurgitation）である、という事をよく話したことを懐かしく想い出します。

「逆流」は勿論口腔内に戻ることだけでなく、胃液などの胃内容が食道に戻るような、「逆流性食道炎」などの病態もあります。この逆流性食道炎は最近多く見られ、発がんの risk factor の一つとも考えられており、またさまざまの病変の程度に応じて、薬物療法から外科的治療まであります。当院でも「食道疾患センター」

を立ち上げ、食道癌などの悪性腫瘍に対する医療はもとより、このような「良性疾患」に対する診療も幅広くおこなっております。さて、そのような、「逆流性食道炎」もしくは、「胃食道逆流症（gastro-esophageal reflux disease、GERD）」に関連した素朴な疑問について述べてみたいと思います。

先ず、

(1)「食後の臥位は GERDの増悪因子か？」

これについては、「就寝前に食事をすると長時間にわたって食道が酸に暴露され、GERDを誘発すると考えられる」「遅い夕食では、就寝中の酸逆流が有意に多いと報告されている」（胃食道逆流症（GERD）診療ガイドライン2021日本消化器病学会編）とあります。ところで余談ですが、「お相撲さん」は体重を増加させるために食べてすぐ寝るという事を聞いたことがありますが、GERDになったようなことはあまり聞かないようです。

(2)「『食べてすぐ寝ると牛になる』とはどういうことなのか?」

食事の後、すぐに横になってはいけない、行儀の悪いことをするな、という戒めのことばで、牛は反芻動物で、いったん食べたものを寝そべって反芻する習性がある事からそのイメージによるものでしょう(ことわざを知る辞典、北村孝一編、小学館、参照)。

(3)「牛は食物をよく口に戻して咀嚼(反芻)しているが、逆流性食道炎、GERDになりやすい?」

「反芻動物」である牛の胃は、4つの部屋からなっており、第1胃(こぶ胃、ミノ)、第2胃(蜂の巣胃、ハチノス)、第3胃(葉胃、センマイ)、第4胃(しわ胃、ギアラまたは赤センマイ)で、「焼き肉」で慣れ親しんだ名前も多くあります。この第1胃と第2胃で食べたものが、唾液(尿素などを含み、共生微生物の生育を促す)と混じり、また固形物と液体成分に分けられ、固形成分が口腔に戻り再び咀嚼して、唾液と混ざりながら線維質(セルロースや、ヘミセルロースなどの多糖体)

や植物細胞成分は、前述した共生微生物により、分解・吸収されるとのことです。

＊お恥ずかしい話ですが、私は、ヒトはセルロースなどを分解する酵素を持たず、牛やヤギなどはそのような酵素を持っているので、牧草などを食べられるのかと思っておりましたが、実はそれを分解する微生物と共存していることによるものだという事を、ずいぶん前ではありますが知りました。また、「シロアリ」が「木」を消化するのも共生する微生物のおかげだそうです。＊

そして発酵が終わった、食物残渣は第3胃に送られて、水分が吸収され、第4胃で共生微生物と共に消化されて小腸で吸収されることになります。すなわち牛が消化吸収しているのは、実際には共生微生物とその代謝産物であり、消化する実際の場は第4胃であり、この内容は、反芻されないので、反芻する第1、2胃の内容物（PHは7・6程度）には消化液は含まれず、胃内の内容が口腔内に戻るとはいえGERDにはならないのでしょう。ちなみに「キリン」も「反芻動物」であり、あの長い首を通じて、食物を「反芻」するのでしょうから、今度動物園を訪れた時には、よく観察してみたくなりました。この「反芻」は人でも乳児によく見られ、また成人でも「反芻症」も含めしばしば存在します。

さて、前述した、食道癌や食道アカラシアにみられる「吐逆・逆流」や「反芻」などは「嘔気」を伴うことは稀ですが、口腔内に消化管内容物が戻る現象で、今一つ極めて重要なのが、通常「悪心」を伴うものである「嘔吐」です。

「吐く」ということ

少々変な話題で申し訳ありませんが、ヒトの病態生理を考えると重要なことであることには間違いありません。

食道外科、消化器外科、もしくは救急医療の現場で、稀ではありますが、場合によっては、診断に至るまでに時間を要し、極めて致命的にもなる恐れのある疾患に、いわゆる「特発性食道破裂（Boerhaave's Syndrome）」という病態があります。

多くは飲酒者の男性で嘔吐の後に発生し、その食道損傷はかなりの場合、下部食道左壁の縦方向に発生します。以前からこの発生部位に関しては、その部分が嘔吐の際の内圧上昇に対して解剖学的に脆弱な部位であるとされています。私も食道外科医として本疾患のかなりの症例を経験させていただき救命出来てきましたが、その発生機序に関しては長らく疑問を感じておりました。

前号で「波」に関連した「消化管収縮波」による「消化管運動」の研究を推進する中で、制癌剤による悪心・嘔吐が問題であることは広く認識されていることでしたので、動物を用いた制癌剤（この場合CDDP）による嘔吐の際の上部消化管運動を観察し（勿論、施設における動物実験の委員会の認可は得ております）、制吐剤の効果と迷走神経経路やセロトニンなど消化管ホルモンの関与などを客観的に評価いたしました（Ando, H., Kuwano, H. et al.：World J Gastroenterol, 14: 15691-15702, 2014）（文献1）。この実験の中で、嘔吐は空腸から十二指腸、胃前庭部へと強い逆蠕動の収縮波が伝播し、嘔吐をきたします。ただこの実験の主な目的とテーマとは異なりますが、胃体部（gastric body）はこの嘔吐の際にはあまり強い収縮をきたさないことを不思議に思っておりました（図1）。

私自身、外科臨床に加え消化管内視鏡検査も多く経験させていただきましたが、その検査の最中に稀ではありますが、患者さんが、嘔吐反射をきたされることがあり、その際の所見は、食道側から見れば、左側の胃穹窿部の全層ではなく粘膜組織が食道内に逸脱（prolapse）し、胃側から見た際には胃穹窿部粘膜が、口側の食道へ引きこまれるように移動していることが認識されます（His角すなわち、胃・食道逆流防止機構の一つである「食道と胃底部で

シスプラチン投与後の消化管運動

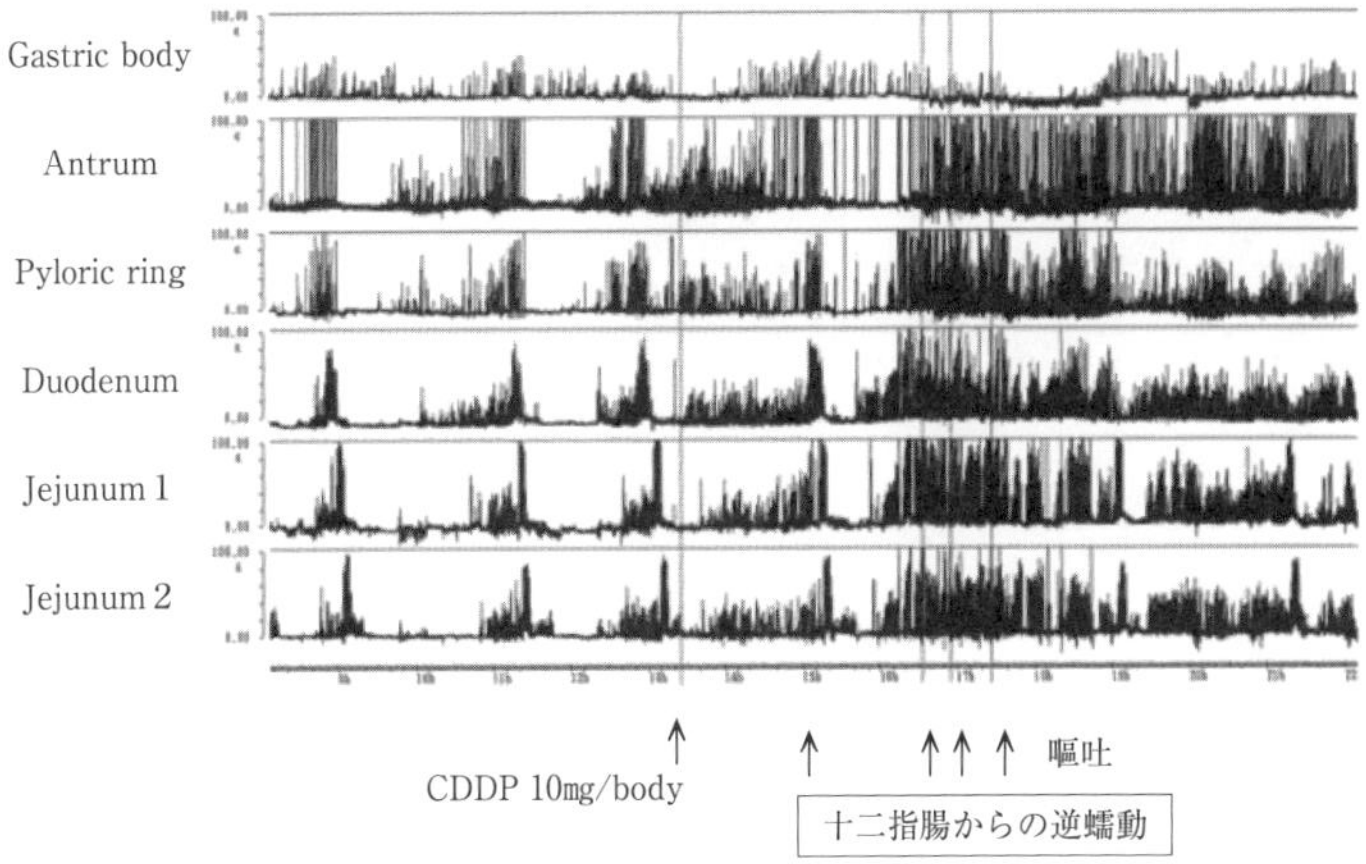

嘔吐時には，消化管下部から上部へ逆方向への収縮が伝わるが、最上段の胃体部（gastric body）の収縮は他の部位に比べて顕著ではない。

図１ 実験イヌの嘔吐時の消化管運動（文献１参照）

つくりだす角度」は比較的保たれたままで）（図2-a、-b）。
ちなみに話は飛び、またまた唐突ではありますが、「カエルの嘔吐」の際には、食道・胃が口腔内に反転する現象がみられるようで、「嘔吐」の際に消化管組織の一部が反転・逸脱（Prolapse）するような、何か似た現象のようにも思われます（「カエルの嘔吐時に見られる奇異な現象、食道・胃の反転脱出」福原健他：日本

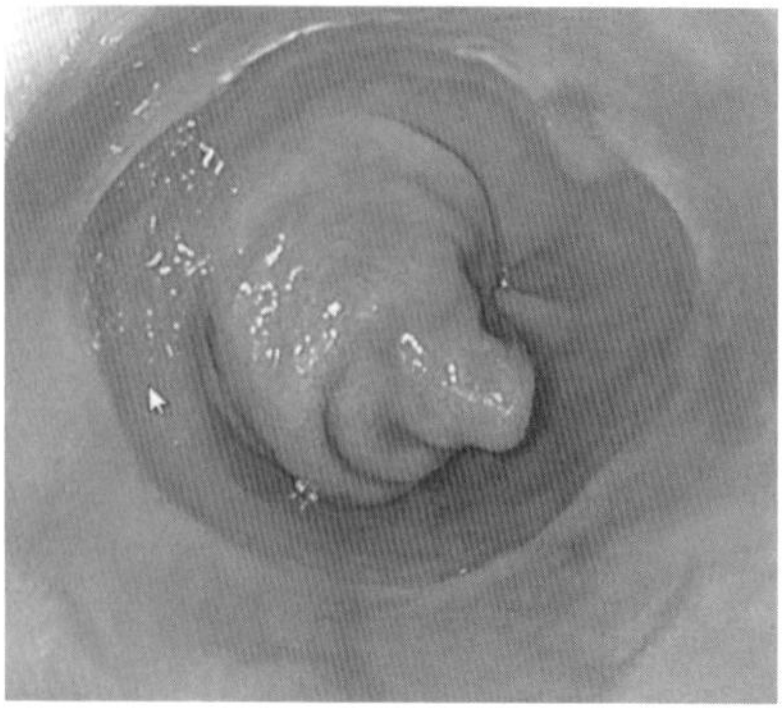

左側の胃粘膜（胃穹窿部粘膜）が食道内腔へ prolapse（逸脱）している。

図 2-a　ヒト内視鏡検査時の嘔吐反射の際の食道側から見た所見
（文献 2 より引用）

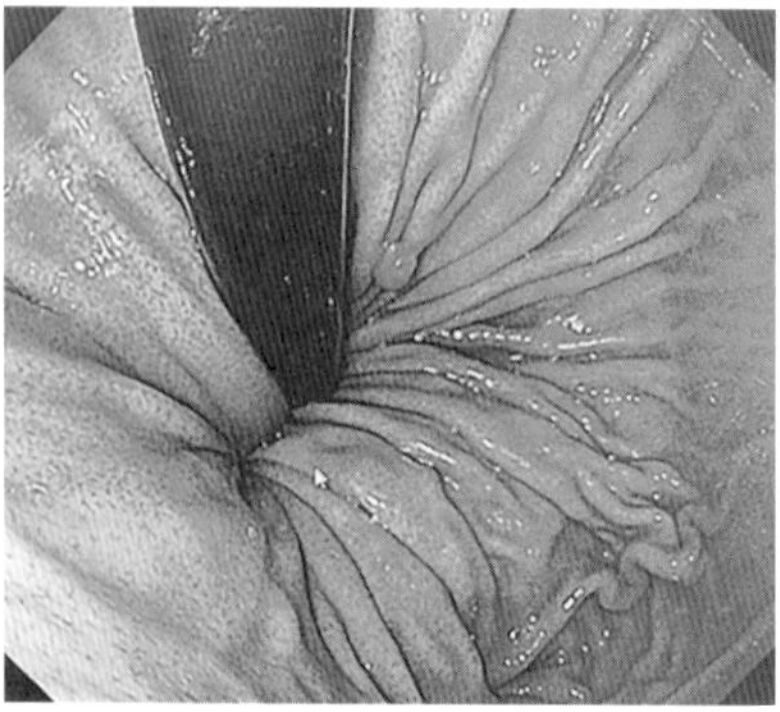

胃穹窿部の粘膜が食道側に引き込まれているが、His 角には変化はない。

図 2-b　胃側から見た嘔吐反射時の内視鏡所見
（文献 2 より引用）

平滑筋誌、Jap. J. Smooth Muscle Res., 9: 1-8, 1973)（文献3）。それによるとウシガエルの喉門および食道開口付近を刺激すると、図3のように口が大きく開かれると同時に、突然食道、ついで胃が裏返しになって出てくるとのことです。

以上の所見を総合的に勘案すると「嘔吐」に関しては、空腸からの強い逆蠕動

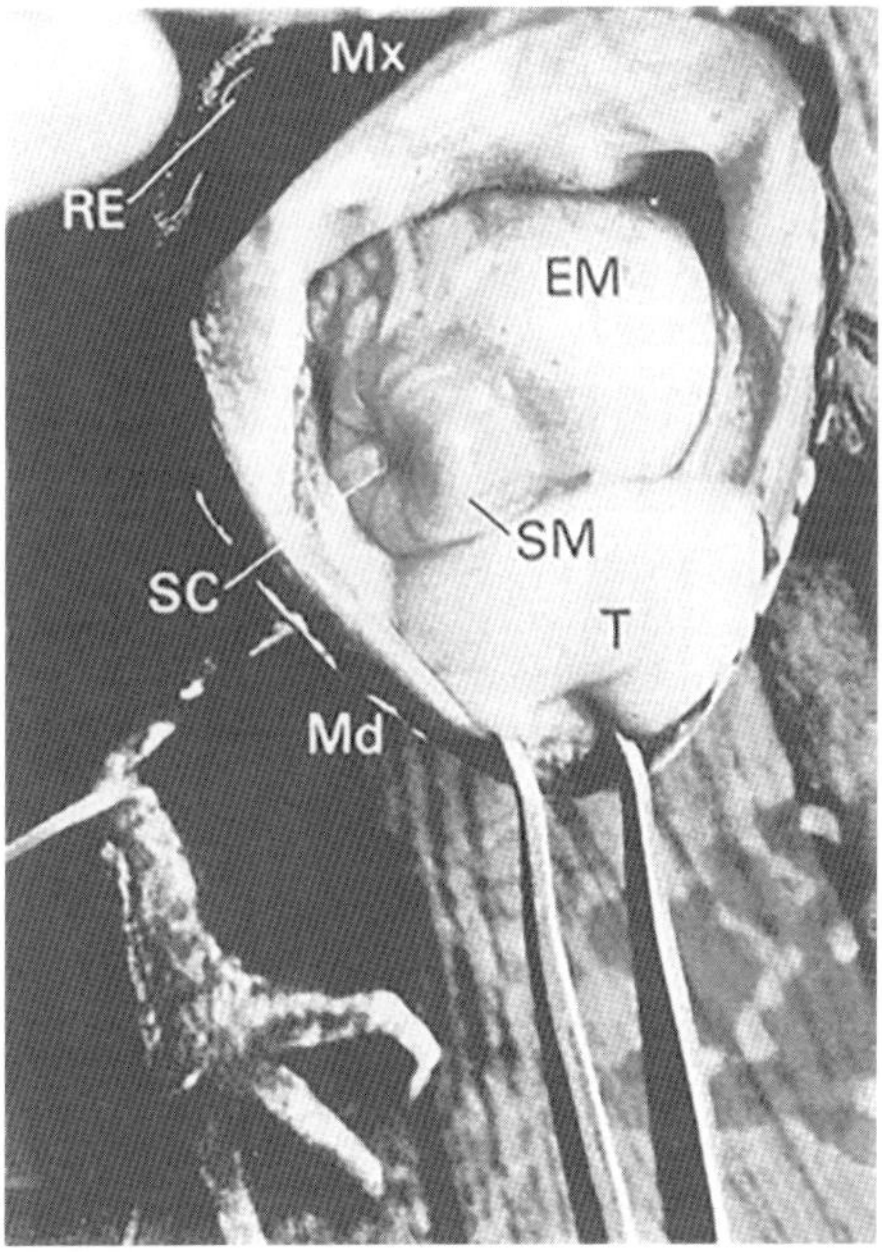

T：舌、EM：食道（粘膜）、SM：胃（粘膜）、SC：胃内腔、RE：右眼、Mx：上顎、Md：下顎

図3　ウシガエルの嘔吐時における食道および胃の口中への反転・脱出（文献3より引用）

波による収縮が十二指腸、胃前庭部に伝播し消化管内容物を、胃体部まで移動させ、そこで胃穹窿部の粘膜組織が、食道内へスライドすることにより噴門部も弛緩し内容物を食道内に運び嘔吐をきたすと考察いたしました。そしてその胃穹窿部の運動には、食道の特に左壁の「粘膜筋板」の縦方向への収縮が強く関与しているものと考察し、更に、先に述べた「特発性食道破裂」は、この粘膜筋板の特に左壁の上下方向への強い収縮による食道下部のその過度な伸展とそれに伴う破綻、その後に起こる上下方向への収縮が食道壁、特に左壁全体を上下に引き裂くことによるのではないかと考えております（Kuwano, H. et al. : Pathophysiology of Vomiting and Esophageal Perforation in Boerhaave's Syndrome. Digestive Diseases and Sciences, 65: 3253-3259, 2020）（文献2）。但しこれらはまだ、必ずしも十分な直接的エビデンスとは言えないという事もあり、今後も新たな考えが出てくることもあり得ることは、付記しておきたいと思います。また、この疾患の「特発性」（idiopathic）」ということばは、医療においては一般には「その疾患の発症の原因が特定できないという意味」に用いられますが、このような「嘔吐後」

に発症する食道破裂に関しては、「特発性」というよりむしろ、「嘔吐後食道破裂(Post-emetic esophageal perforation)」として、それ以外の「真の原因不明の食道破裂」を「特発性」(idiopathic)」とするのが妥当ではないかと、先の論文ではささやかながら提言いたしました。このことは、この疾患を広く周知することにより、「嘔吐後」の患者さんの病歴聴取の段階で、鑑別診断のひとつに挙げることに繋がり、稀ではあるが診断・処置が遅れると時に重篤に陥る可能性のあるこの疾患の診断の遅滞を防ぐことになると考えております。

さて、前述した「粘膜筋板」は、口腔・咽頭にはなく、食道入口部から全消化管にわたり存在し、「固有筋層が有する消化管全層の収縮とは独立して、粘膜層の収縮による陰窩の腺液の放出や粘膜表面の接触面積を増やすことにあると考えられている」(Wikipediaより)とのことです。さまざまな研究における、ミクロの方向へ向けた成果には目を見張るものがありますが、消化管運動生理においても、微細(ミクロ)な技術による、例えばこの微細な構造物「粘膜筋板」に特化したような詳細なアプローチを駆使して、先に述べた「嘔吐」など様々な生理的・病的現象の詳細な観察に基づいた、消化管全体に「ひそやかに、しかし確実に」存在するこの「粘膜筋板」の意義についても今後更なる研究が深まることを願っております。「粘膜筋板」を糸口に「消化管運動」を考えてみました。相も変わらず、「荒唐無稽」なお話となってしまいました。あきれずに最後まで読んでいただいた方に感謝申し上げます。

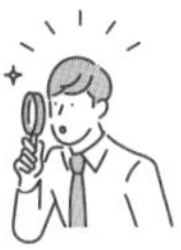

「うがった見かた」（その8）

今年、令和4（2022）年の3月に、日本最古の歴史書「古事記」の現存するもっとも古い「写本」（国宝）が、普段は名古屋市博物館に保管されていますが、写本完成から650周年に当たり、所有する名古屋市の「大須観音」に里帰りして3月5日限定で公開されたとの報道が、眼に留まりました。この写本は、大須観音2代目住職、信瑜（しんゆ）の指示で弟子の賢瑜（けんゆ）が1371〜72年に写したものだそうです。「古事記」は日本の天地開闢から推古天皇までの神話や出来事を記した書物で712年に完成し、現在では写本しか残っていないとのことです。私は歴史にそれほど詳しくはなく、単純に何故写本？原本は？そして原本が何に書かれたのかな？と素朴な疑問を持ち少し調べました。

特に東洋においては、紙の発明・普及以前には書写の材料としては、竹でできた「竹簡」、木で作られた「木簡」があり、紙の普及以降も紙の代用としてや、札など標識として用いられているようです。現在の玄関の「表札」はその流れなのでしょうか。その時代に生きた人々が、ものを後世に残そうとする想いにも心が打たれます。さらには、簡がバラバラにならないように紐でまとめ、編むことを「書を編む、編集」、編まれた簡を「一編の書」、編まれた書を巻いたものを「一巻の書」さらに簡を紐で束ねた物を「一冊（文字を記した札をひもで編んだ形の象形文字）」、という事で、現代の書物の様々な「文化」に「いにしえ」からのこれらの言葉が悠久の時間を経て生き続けていることは、驚きでもあり感動致します。

さて、その「古事記」3巻の「上つ巻」の中に、私たちが子供のころから親しんだ「因幡の白兎」の物語がでてまいります。

いなばのしろうさぎ

出雲の国にだいこくさまという神様がいらっしゃいました。その神様はおおぜいの兄弟があり、その中でもいちばん心のやさしい神様でした。兄弟の神様たちは因幡の国に八上比売（やかみひめ）という美しい姫がいるという噂を聞き、みんなで会いに行こうと決められました。だいこくさまは兄弟達の家来のように大きな袋を背負わされ、一番後からついていくことになりました。

兄弟たちが因幡の国の気多の岬を通りかかったとき、体の皮を剥かれて泣いている一匹のうさぎを見つけました。兄弟たちはそのうさぎに意地悪をして、海水を浴びて風にあたるとよいと嘘をつきました。そのうさぎはだまされていることも知らずに、言われるまま海に飛び込み、風当たりのよい丘の上で風に吹かれていました。

そうしていると海水が乾いて傷がもっとひどくヒリヒリ痛みだしました。

前よりも苦しくなって泣いているうさぎのところに、後からついてきただいこくさまが通りかかりました。だいこくさまはそのうさぎを見てどうして泣いているのかわけを聞きました。そのうさぎは言いました。わたしは隠岐の島に住んでいたのですが、一度この国に渡ってみたいと思って泳がないでわたる方法を考えていました。するとそこにワニ（サメ）がきたので、わたしは彼らを利用しようと考えました。わたしはワニに自分の仲間とどっちが多いかくらべっこしようと話をもちかけました。ワニたちは私の言うとおりに背中を並べはじめて、私は数を数えるふりをしながら、向こうの岸まで渡っていきました。しかし、もう少しというところで私はうまくだませたことが嬉しくなって、つい、だましたことをいってしまいワニを怒らせてしまいました。そのしかえしに私はワニに皮を剥かれてしまったのです。それから、私が痛くて泣いていると先ほどここを通られた神様たちが、私に海に浸かって風で乾かすとよいとおっしゃったのでそうしたら前よりもっと痛くなったのです。だいこくさまはそれを聞いてそのうさぎに言いました。かわいそうに、すぐに真水で体を洗い、それから蒲（がま）の花を摘んできて、その上に寝転ぶといい。そういわれたうさぎは今度は川に浸かり、集めた蒲の花のうえに、静かに寝転びました。そうするとうさぎのからだから毛が生えはじめ、すっかり元のしろうさぎに戻りました。

そのあと、ずい分遅れてだいこくさまは因幡の国につかれましたが、八上比売（やかみひめ）が求められたのは、だいこくさまでした（出雲大社（いづもおおやしろ）の公式ウェブサイトより、太字・筆者）。

このお話は、「間違った治療をすれば悪化するが正しい治療法であれば治癒するという『的確医療』の重要性と、相手をだましたからといって咎めずに治療をする『公平な医療』という医学・医療の根本を教えている」（樋野興夫先生）とのご高説があり、また私たちの医療並びに外科学の原点の一つともいうべき「創傷治癒・創傷管理」においても、すでにこの時代から大きな示唆を与えてくれているのでしょう。すなわち、創傷管理においては、今日まで様々の考え方があり、消毒と乾燥という管理の時代も長くあり、先の神話の兄神たちの海水を浴び（消毒？）風で乾かす（乾燥）という事にも通じているのかもしれず、一方で、現在の「湿潤環境下の創傷治癒」はまさに、「だいこくさま」（大国主命）の教えの通りとも言えます。なお、この「だいこくさま」はいわゆる〝七福神〟の「大黒天」とは、正確には別の神様とのことです。

さらに、やかみひめはだいこくさまと結婚するといったため、兄神たち（八十神）はだいこくさまを恨み、殺すことにした。だいこくさまの母神・刺国若比売（さしくにわかひめ）は八十神たちに殺された息子を見て嘆き悲しみ、高天原の神産巣日神に懇願し、遣わされた𧏛貝比売（きさかひひめ、𧏛の字は「討」の下に

「虫」)・蛤貝比売(うむかひひめ)と共に彼を蘇生させた。しかし、またも八十神たちの謀略によってだいこくさま(大国主命)が殺されたため、再び蘇生させて息子に大屋毘古神の木の国に行くよう施した(ウィキペディア、「大国主の神話」「刺国若比売」参照)。

という事であります。その様なことを正しく確かめるべく、文献を検索していたところ、私の九州大学の同級生で、外科医であり、かつ「医学の歴史」に精通し、この「臨牀と研究」でも幾度かご紹介を戴きました、「外科学　温故知新」(大道学館出版部、昭和53年卒業の全国の外科医が、若き医師の前途のために個々の専門分野の歴史を分担執筆し、不肖、私、桑野が編集)を監修していただいた畏友　佐藤裕君(日本医史学会)のエッセイ「大国主命を蘇生させた創傷の湿潤療法」(日本医事新報、4,7 35: 68-69, 2015)にたどり着きました。そこで佐藤君にお願いしたところ、ご多用の中、わざわざその原稿をお送りいただきました。以下、その一部を引用します。

さらに、これには「看護(の発祥)」にまつわる後日談がある。すなわち、国一番の美人という八上比売と結婚したいと望む兄神（八十神）たちの従者として同行していた大国主命が、白兎に示したそのやさしさから八上比売に気に入られてしまい、これに怒った兄神たちがいじめようとして放った真っ赤に焼けた大岩（兄神たちは、これを「赤イノシシ」と偽った）を抱きかかえて大火傷を負って死んでしまうのである。この時、大国主命を蘇生させたのが、大国主命の母神刺国若比売（サシクニワカヒメ）から遣わされた「蚶貝比売（蚶の神）ウムギヒメ」と「蚶貝比売（赤貝の神）キサガイヒメ」という二人の女神であり、この二人の手厚い看護によって大国主命が蘇生したことから、「看護の女神」とされるのである。その際、二人の女神が大国主命を死に至らしめた大火傷の治療に用いたのが、「赤貝の削り粉」と「人乳（ないし蛤の汁とも言われている）」とされているのである。貝殻の削り粉といえば「カルシウム（Ca）」であり、止血すなわち血液凝固におけるCaの重要性（ほとんどすべての段階においてCaイオンが必須）は周知のごとくであり、近年強い止血作用から重用されるようになった昆布由来のアルギン酸ナトリウム・カルシウム塩の創傷被覆材に通じるものである（筆者、一部加筆）。

神話にもこのように現代の医学に通じる、様々のエピソードがある事には驚かされるとともに壮大なロマンを感じるのは私だけでしょうか。

さてこの「創傷治癒」といえば、「近代外科の祖」とも称えられルネッサンス時代に創処置に、血管結紮法や膏薬を用いて愛護的に取り扱う方法など、大きな変革をもたらした、フランスの外科医アンブロワーズ・パレ（Ambroise Par'e, 1510-90）の「我包帯す、神、癒し賜う」ということばが有名で、パレも含め多くの外科の先駆者のことは先の「外科学　温故知新」で佐藤裕君が詳述しておられます。

このように「創傷治癒」の学問は、医療・医学・外科学の原点ともいうべき分野ですが、私も恩師、杉町圭蔵先生のもとで「食道外科」と共にこの「創傷治癒」についてもご尽力いただいた上尾裕昭先生（元・九州大学生医研外科助教授、現・うえお乳腺外科理事長）のご指導も戴き、ささやかながらこの分野の研究も行い、毎年の「創傷治癒研究会（現・日本創傷治癒学会）」にも発表致しておりました。そもそも、「食道外科」と「創傷治癒」とのつながりは、食道切除後の再建における吻合部の「縫合不全」は当時では、時として致命的にもなりかねず、大きな命題の一つで数々の対策が試みられ、「食道グループ」の研究領域の一つとして「創傷治癒」にも研究を展開してこられました（Sugimachi, K., Ueo, H. et al.：A safer and more reliable operative technique for esophageal reconstruction using a gastric tube. Am J Surg, 140: 417-424, 1980）。その後、私どもも引き続き、臨床研究と動物実験を施行してまいりました（Kuwano, H., Sugimachi, K. et al.：Dipyridamole inhibits early wound healing in rat skin incisions. J Surg Res, 56: 267-270, 1994）（Kuwano, H., Sugimachi, K. et al.：Platelet aggregability and the occurrence of anastomotic leakage after esophageal reconstruction. J Invest Surg, 8: 141-146, 1995など）。

この「創傷治癒」に関して、私ども消化器外科医にとっての、重要な命題の一つが、前述した、「消化管吻合」における、「縫合不全・狭窄防止」でした。そして、Albert-Lembert吻合、Gambee吻合などなど、多くの吻合法、更には「器械吻合」に至るまで、経験・修得してまいりました。さらに、消化管吻合を念頭に置いた「創傷治癒」に関しては、私なりにその「提要」を設定してまいりました。

すなわち、吻合もしくは縫合に際しては、1．抗張力（引っ張り強度、Tensile strength）、2．耐圧強度（Bursting strength）、（これら2つは創傷治癒の実験などで、その評価法にも用いられますが）、3．創の密着度（ならびに夾雑組織の介在を防ぐ）、4．血流の均等かつ十分な保持、5．感染対策、6．周囲の出血・血腫形成防止、などに留意することを実践し、また教育してまいりました。外科手術も開胸・開腹など、「Open Surgery」から、鏡視下手術、更には「ロボット手術」へと発展してまいりましたが、私自身、前二つの変遷の中で外科医として関わらせていただきました。ただ、いずれのアプローチにしても、生体に侵襲を加えることに変わりはなく、改めて、この古代から続く「創傷治癒」の概念の重要性は普遍のものと信じております。私自身が、外科医として常に自身に言い聞かせながら心がけ、そして教育もしてきた「『創傷治癒』に心を置く外科手術、そして医療」が今こそ再認識されるべき時と愚考しております。

今回は、「創傷治癒」について考えてみました。引用がかなり多くなり恐縮致しておりますが、最後まで読んでいただき有り難うございました。

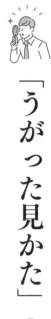

「うがった見かた」（その9）

COVID-19の第6波のオミクロン株はかなり感染力も強く、亜株の出現もあり、その特性による観点からの対応が余儀なくされてまいりましたが、一方で重症化の傾向は、以前と比較して低いようです。すなわち、重篤な症例、特に高齢者では、この感染症自体の悪化という事もさることながら、むしろ「誤嚥性肺炎」などの疾患が直接、転帰に大きく関与することが、しばしばみられるようです。この「誤嚥性肺炎」は、パンデミックであるか否かにかかわらず平時においても、特に高齢者ではもっとも多く見られる病態の一つであります。この「誤嚥」もしくは「嚥下」に関しては、多くの診療科、および看護やリハビリテーションなどをはじめとする様々な職種が関与していると思いますが、私も「食道外科」の立場から（特に、食道切除・再建術後の嚥下機能については格別の留意が必要です）、この重要なテーマについて携わり、かかわってまいりました。いささか個人的なことで恐縮ですが、私は、食道外科医の立場から、昭和24（1949）年に設立され、永い歴史を有する「日本気管食道科学会」の第11代理事長を平成30年まで務めさせていただきました。この「気管食道領域」のわが国における診療は、九州大学耳鼻咽喉科、初代教授の久保猪之吉先生を中心とした先達により創始されたものです。したがって、耳鼻咽喉科、呼吸器内科・外科、食道外科、小児科などの診療科と、様々の基礎医学分野の方々から構成されております。この診療科・職種横断的学会のあり方をどのようにわかりやすく説明できるかと考え続けておりました。そして、「『いのちの入り口、こころの出口』を取り扱う領域、すなわち、私たち人類に最も根源的な機能をもつ組織を取り扱う専門家の集まりの学会である」という事を機会があるときに述べておりました。具体的には、「息をする」、「食べる」という生命の源の「入口」、そして、「声を出す」、「表情をあらわす（COVID-19感染対策でのマスク着用では中々難しいこともありますが）」という、「想い」を表現する「心」の出口、ともいうべき領域であるという意味であります。この学際的学会が取り扱う「疾患・症状」は主に「誤嚥」、「誤飲」、「嚥下障害」、「異物」、「窒息」、「胸やけ」、「せき」、「嗄声（その原因の一つに反回神経麻痺があり、食道癌の症状の一つでもあり、また食道手術後の合併症の一つでもあり、手術、特にリンパ節郭清の際には格別の留意が求められます）」などをはじめとした様々の病態があります。今回、それらの中から、先に述べた、「誤嚥」ならびに、「嚥下障害」について、述べてみたいと思います。

1．「誤嚥」について

「食物や唾液は、口腔から咽頭と食道を経て胃へ送り込まれます。食物などが、なんらかの理由で、誤って喉頭と気管に入ってしまう状態を誤嚥（ごえん）と呼びます。誤嚥は肺炎の原因ともなります。誤嚥に近い状況として、喉頭流入がありますす。喉頭流入とは、食物が喉頭に流れ込むものの、声門より上にとどまり、気管には侵入しない状態です」（日本気管食道科学会、ホームページ参照）。

さて、この「誤嚥」に関して、「人類の進化」における観点から、ヒトが直立二足歩行にともない、喉頭が下方に位置し咽頭腔が広がり、言語・音声機能を獲得する一方で、摂食と呼吸の共通空間が広がり、誤嚥のリスクは増すことは認識致しておりました。そのような中、私が、日本気管食道科学会の理事長を拝命している期間の平成29年のまさにこの「臨牀と研究」の「赤ページ」に連載されて私も愛読していた、当時、熊本大学大学院生命科学研究部神経内科学分野教授の安東由喜雄先生の「恋と映画と遺伝子と」の「『船を編む』を通して考える言葉の獲得と進化」（【臨牀と研究】・94巻8号）に興味を持ち、今日までその文章を大切に保存して参りました。その中で先生は、前述した、人類の「話し言葉を可能にする構造」と引き換えに、「誤嚥や嚥下性肺炎のリスクを伴う構造」を獲得した事に言及された後、ご専門の神経内科の視点から、「脳梗塞や老化などにより食物を安全に飲み込むための脳神経、筋肉の動きが鈍ると、誤嚥が起こり誤嚥性肺炎を起こす。ALS、脊椎小脳変性症、パーキンソン症候群など、様々な神経疾患はこうした脳神経機能にも影響を与え、進行すると嚥下機能が低下し最後は嚥下性肺炎で死亡するケースが多い。」

さらに、「話し言葉を可能にする構造」と「脳の発達」について、

「人類は飲食物摂取と呼吸経路の切り替えのため、舌、唇、あごといった口腔、喉頭、咽頭の各筋肉を高度に制御する必要が生じ、脳神経や筋肉が極端に発達した。(中略)こうして発達した脳と、口から自由に呼気を出せるようになった喉構造の変化とが相まって、ヒトは複雑多様な発音ができるようになった。それがさらに脳の発達を促し、進化した脳で高度な思考ができ、言葉が豊富になるという好循環が回り、ついに類人猿の三倍という大きな脳が完成した。」

と、私の「食道外科医」としての立場とは別の観点から多くを学ばせていただいたことを思い出します。

このような進化の観点に加え、ヒトの成長の視点から見ると、乳児では喉頭の位置は比較的に高く、鼻からの吸気は気道に入り、食物は食道に流れるため、乳児は、母乳を飲みながら呼吸しても誤嚥しにくいようです(ただ、赤ちゃんが、吸い始めてから1分くらいすると、母親の射乳反射が起こることがあり、勢いよく母乳が出始めるため、むせたりのけぞったりすることがあり、またその他、豆類などの誤嚥はしばしばみられます)。そして、首が座るころから喉頭は下降し始めて、直立歩行をする頃にさらに下降し、高齢者に至るとその下降は更に顕著になります。そして、咽頭腔という呼吸と食物摂取の共通腔が広がり、また中枢性または局所性の神経障害や筋肉機能低下など相まって、嚥下障害や誤嚥をきたすリスクが高まります。

2.「嚥下障害」について

「物を食べる」ことは、食べ物を「認識し」「口に入れ」「噛んで」「飲み込む」までの一連の動作からなります。このうちの「飲み込む」という動作が「嚥下」にあたり、それが妨げられた状態が、嚥下障害です。

「嚥下」は、1．主に舌の運動により食物を口腔から咽頭に送る「口腔期」、2．嚥下反射により食物を咽頭から食道に送る「咽頭期」、3．食道の蠕動運動により食物を胃に運ぶ「食道期」に分けられ、特に2．「咽頭期」は「鼻咽腔の閉鎖による口腔との遮断」、「嚥下反射惹起」、「声門閉鎖および喉頭蓋による喉頭腔閉鎖」そして「食道入口部開大による食物の食道への輸送」という極めて繊細な協調運動により成り立ちます。したがって、外観からすれば、嚥下の「喉頭期」の際には喉頭は前上方に動き、そのことにより喉頭蓋が蓋をし、また後方の食道入口部が開大致します。上部消化管内視鏡検査などで、「唾をゴックンと飲み込んで下さい」などというのは食道入口部を開大させ、その際の内視鏡通過を容易にするためでしょう。また、以前、学生講義や講演などの際に、嚥下の話題になった時には、しばしば皆さんに自身の喉頭（のどぼとけ）に触れてもらい、嚥下運動（つばを飲み込む動作）をしていただき、その際に喉頭が前上方に動くことを確認していただいたり、「嚥下運動の際に同時に声をだしてみてください（喉頭腔は閉鎖し、声門も閉じていますので不可能なことは当たり前ではありますが、嚥下の際の様々の共同運動を理解していただくきっかけになればと思っておりました）」とお話ししていたことを想い出します。いずれにしても、この「咽頭期」には幾重にも誤嚥防止のメカニズムが存在しております。また、それに続く「食道期」では、喉頭が下降し喉頭腔の開放と共に内容物が蠕動運動により下方へ運ばれます。食道入口部付近は咽頭と同様に「横紋筋」から成り、しだいに混在しながら食道上部で「平滑筋」に移行してゆきます（牛などの反芻動物などは食道全長が横紋筋で、その反芻運動にも関与しているのかとも思いますが）。この飲み込んでから（咽頭期）、それを受けての蠕動による下方への輸送（食道期）のメカニズムも横紋筋から平滑筋、運動神経から自律神経への絶妙なバトンタッチのような見事な生体のしくみであることに、ある種の感動すら覚えます。ただ、この時に、進行食道癌などで高度の狭窄がある場合などでは食物が、逆流し（regurgitation）、「むせる」ことが稀に見られます。

誤嚥防止に関しては、「食物の形状の工夫（例えばペースト状にしてトロミをつけるなど）」、咀嚼機能を保つための「健康な歯の維持」、「口腔ケア」、「嚥下リハビリテーション」など、あらゆる分野、あらゆる職種からのアプローチが大切であることは言うまでもありません。そしてさらに、仮に一時的に誤嚥が起こったとしても「咳嗽反射」により、誤嚥したものは喀出されますが、この「咳嗽反射」という機能も誤嚥性肺炎を防ぐには極めて重要です。少々以前の話で恐縮ですが、私が、「食道研究グループ」で研究を始めるころ、恩師杉町圭蔵先生や、上尾裕昭先生（元・九州大学生医研外科助教授、現・うえお乳腺外科理事長）方が食道癌手術直後のＩＣＵにおける人工呼吸器管理下の患者さんに対して、生理食塩水や空気刺激による咳嗽誘発試験のもと、咳嗽反射およびその圧と流量を計測し、肺葉切除術後に比し、食道癌術後は咳嗽反射が低く、また、食道癌の患者さんの中でも、咳嗽力が低い人は、肺合併症のリスクが高い、という研究をされていたことに、素晴らしい着想であると感銘したことを今でも鮮明に覚えております（K. Sugimachi, H. Ueo, Y. Natsuda, H. Kai, K. Inokuchi, A. Zaitsu: Cough dynamics in oesophageal cancer: prevention of postoperative pulmonary complications. Br J Surg, 69(12)：734-736, 1982 Dec.）。

さて、高度の嚥下障害に対する処置としては、気管切開を行った上での「カフ付きカニューレの装着」や、さらに頭頸部外科領域での嚥下障害に対する外科的治療としては、様々の術式があり、主なものとして、障害された嚥下機能を補い、誤嚥を消失あるいは軽減させ、経口摂取を可能にすることを目的とした「嚥下機能改善手術」と、高度嚥下障害における嚥下性肺炎を回避することを目的とした「誤嚥防止手術」があります。前者は、（咽頭期）嚥下障害例に対して、喉頭を挙上することによる喉頭閉鎖の強化と食道入口部開大の補助を目的とした「喉頭挙上手術」などが行われることがあり、後者の「誤嚥防止手術」としては、「喉頭気管分離術」などがあります。

高齢化社会により、この「誤嚥性肺炎」、「嚥下障害」への対応は、その重要性がさらに増してゆき、専門領域を超えて、職種を超えて総合的に、綿密なチームワークより対処してゆくことが大きな課題といわざるを得ません。本稿が、ささやかながら、少しでもその重要性の認識と周知に寄与することが出来れば、望外のよろこびです。

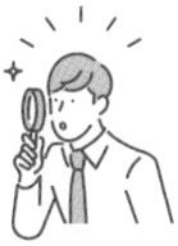

「うがった見かた」（その10）

前号の「うがった見方」その９で、以前私が理事長を務めさせていただいた、「日本気管食道科学会」という学際的学会が取り扱う主な「疾患・症状」、すなわち、「誤嚥」、「誤飲」、「嚥下障害」、「異物」、「窒息」、「胸やけ」、「せき」、「嗄声」などの中から、「誤嚥」ならびに「嚥下障害」について述べさせて戴きました。今回は、その「誤嚥」としばしば混同されがちな「誤飲」、そしてそれに関連する「異物」について、まず述べてみたいと思います。

「誤飲」について

「誤飲」とは、食物以外の物を誤って口から摂取することをいいます。体内に吸収されないもので摘出が必要なものは異物（但し、異物には魚骨や肉片などの食物も含め、気道や食道をはじめとする消化管内に詰まってしまい動かない状態を指します。すなわち、食物も形状と大きさによっては異物となりえます。）といいます。多くは3歳未満の乳幼児に見られますが、認知症のある高齢者や精神疾患のある成人にも見られます。基本は、体内に異物を入れないことですが、口腔内にあるのが確認できれば取り除く、場合によっては吐かせることが必要になります。ただ、1．意識障害、けいれんがある場合、2．6ヵ月未満の乳幼児、3．重篤な心疾患や不整脈がある場合、4．石油製品（灯油など）を飲んだ場合、更に、5．針のように尖ったものを飲んだ場合などは、窒息や嚥下性肺炎（誤嚥性肺炎）を誘発するだけでなく、かえって食道を損傷するなど、吐かせることが危険な場合もあります。誤飲されるものとしては、乳幼児・小児ではタバコ、コイン、ボタン電池（この誤飲は、小児に多く見られ、消化管を腐食するために速やかな病院受診が必要です）、医薬品、化粧品など、成人では医薬品、義歯などがあげられます。

「また、異物が気道系に詰まり、呼吸が阻害されることによって血中酸素濃度が低下し、二酸化炭素濃度が上昇して、脳などの内臓組織に機能障害を起こした状態を窒息といい、成人の窒息は、餅など、食べものをのどに詰まらせることが最も多く、飲み込む力が弱くなったお年寄りに高率です。また、飲み込む力が十分に発達していない乳児は、ピーナツや飴などを詰まらせることがあります。よちよち歩きの乳幼児は、おもちゃや硬貨など何でも口に入れてしまい、のどに詰まらせることがあります。」（日本気管食道科学会、ホームページ参照）。

誤飲に関連して、化学性（腐食性）物質の飲用（小児例での洗剤の誤飲や成人例では自殺目的の飲用が大半を占めますが）、による「腐食性食道炎、corrosive esophagitis」というものがあり、酸やアルカリ農薬、重金属、などの組織傷害性の強い薬剤の飲用により発生する食道炎です。酸はトイレ用洗剤などに含まれる塩酸、硫酸などで、アルカリは漂白剤や配水管洗浄剤などに含まれる水酸化ナトリウム（苛性ソーダ）、次亜塩素酸ナトリウムなどです（『胃と腸』用語集参照）。一般的に酸性物質はタンパクの凝固壊死が起こり、組織の深部まで影響は及びにくいのですが、アルカリ物質は、タンパク分解による融解壊死（膵臓手術の後などに膵液漏を起こすと、タンパク分解酵素が多く含まれているため、周囲の血管などが侵食されることがあり、私も含め難渋した経験をお持ちの外科医の方も多いと思います）をきたし、影響が深部まで及ぶことも多く、より重篤で、また急性期を乗り越えた後でも高度の「狭窄」がみられます。このような「腐食性食道炎」の症例は、最近は稀になりましたが、私も以前、数例経験があり、この状態はまた発癌のリスクもあるとされており要注意です。

さて、誤飲で、特に成人、高齢者で頻度が高いものに、薬のパッケージ（PTP：Press Through Package）があります（図1）。以前は、このPTPの誤飲が多く見られ、また、摘出する際も含めその鋭利な辺縁で粘膜を傷つけることもあり、厚生労働省がその防止対策として、「PTP包装シートには誤飲防止のため、1つずつに切り離せないよう、あえて横又は縦の一方向のみにミシン目が入っていることから、調剤・与薬時等に不必要にハサミなどで1つずつに切り離さないよう留意すること。」という事など、対策と周知を図りました。図1は以前に経験した症例で、1個のPTPの誤飲があり（左A）、内視鏡下の摘出において、透明のオーバーチューブを装着して内視鏡にてこのオーバーチューブ内にPTPを回収して（右B）、食道粘膜を傷つけることなく摘出した際の内視鏡像です。

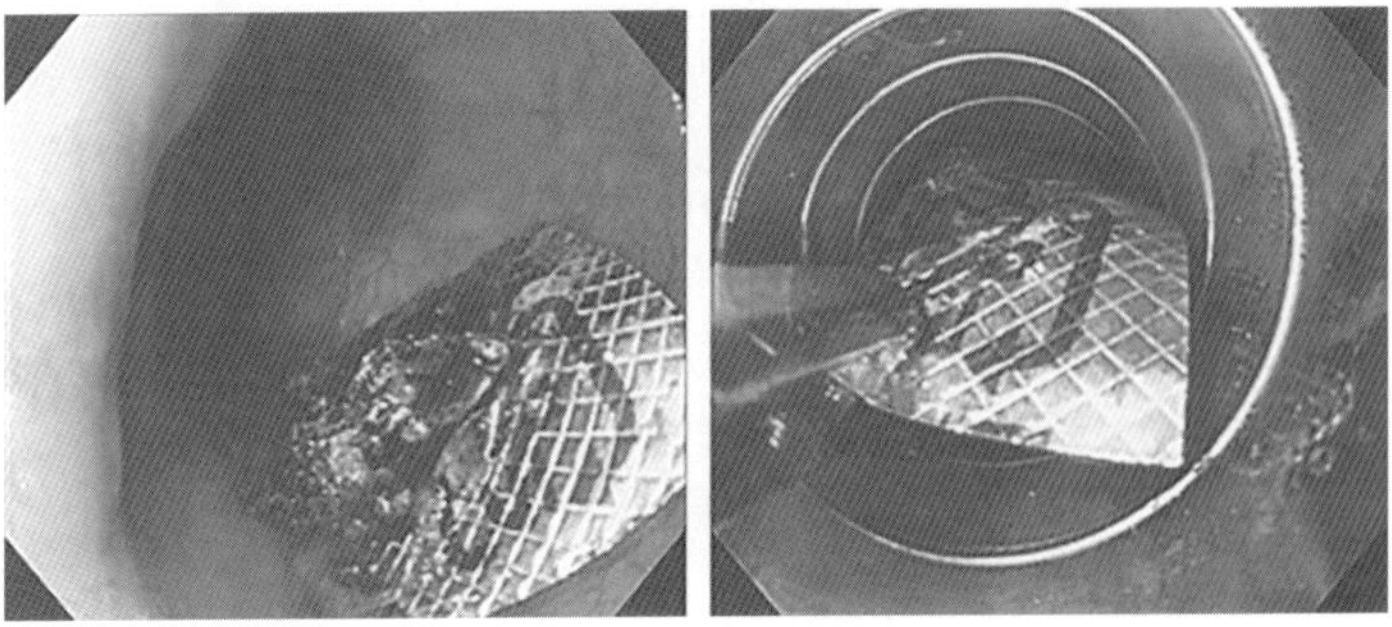

A　B

PTP（Press Through Package）製剤

図1　PTP誤飲症例の食道内視鏡像(A)、とオーバーチューブを用いた摘出(B)

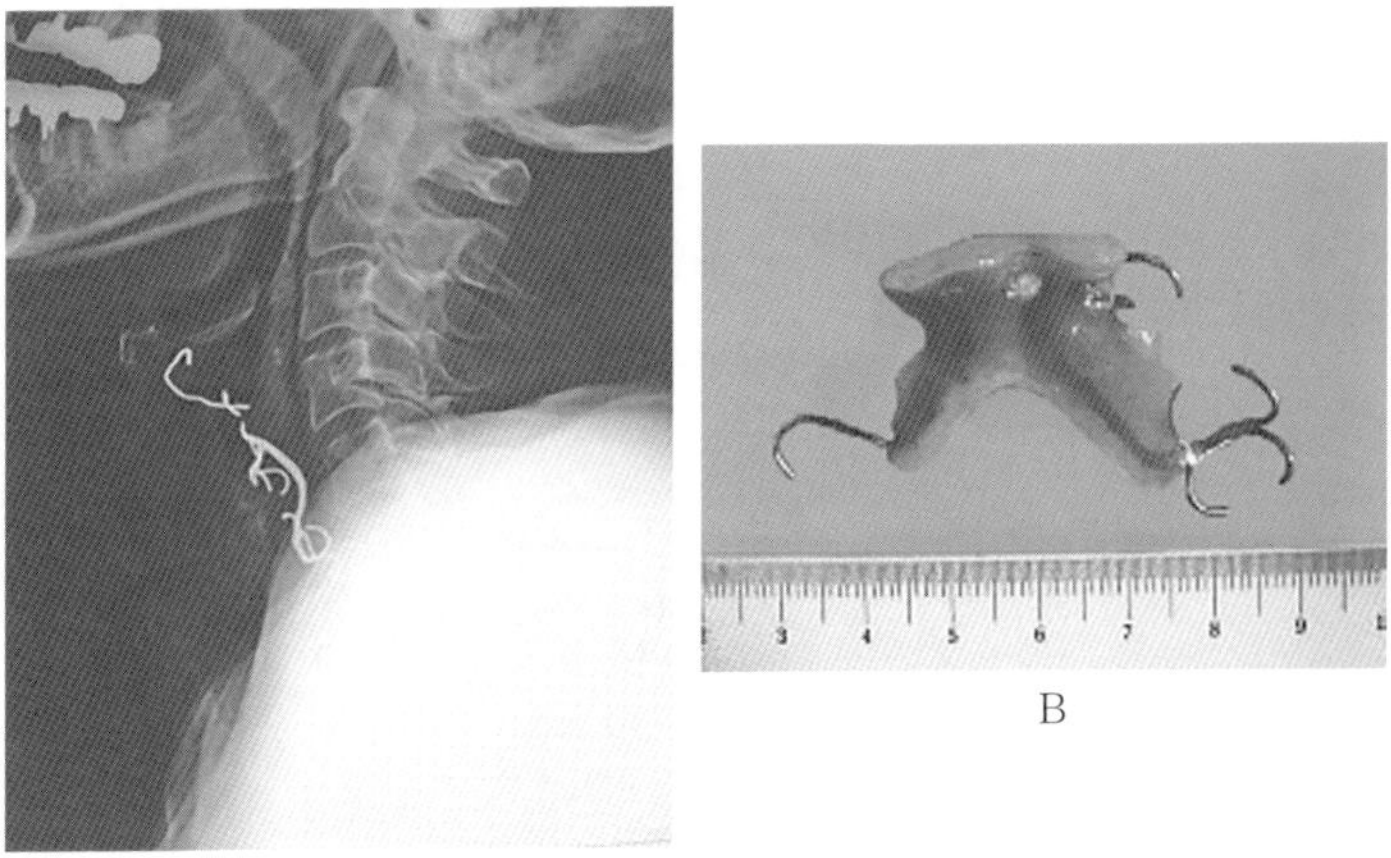

B

A

図2　義歯の誤嚥症例のレントゲン写真（A)、と内視鏡的に摘出した義歯（B)

今一つ、成人・高齢者で誤飲する頻度が高いものとして、義歯があります（図2）。様々の形状の義歯がありますが、多くは複数のフックがあり、そのような有鈎義歯などの場合、食道に存在すれば、麻酔下での硬性食道鏡による摘出が行われることが多いようですが、摘出が困難な場合や胸部や腹部の臓器を損傷している場合などは、外科的摘出が余儀なくされます。ただ、義歯が食道入口部や、頸部食道に存在し、組織を損傷する可能性が少ない場合、稀に軟性の内視鏡的により取り出す場合もありますが、その摘出は、それらのフックにより粘膜を傷つけないような細心の注意が当然必要で、オーバーチューブも利用しづらいことも多くあります。

そのことに関連して、以前、私と「食道グループ」でともに研究をした仲間であった、「北村昌之先生（現・福岡県済生会八幡総合病院名誉院長）」が、食道入口部に存在した、義歯を二本の内視鏡を用いてそれぞれで二本のフックを把持して摘出するアイデアを提案したことがあり、そのことが、ずっと私の記憶に残っておりました。

そして、その記憶が、食道や胃における早期（表在）がんに対する、内視鏡下粘膜切除術（ＥＳＤ：endoscopic submucosal dissection）の工夫を考える際に、突然よみがえってまいりました。表在性の消化管癌に対して現在、ＥＳＤが積極的に行われております。現在は以前に比べ手技の定型化やデバイスの進歩により安全性も改善しておりますが、我々は外科手術の概念に基づき、２本の内視鏡を用いてＥＳＤを行うことにより、一方で術者が切除、もう一方で助手がカウンタートラクションを行う術式を考案し、倫理委員会の承認のもとに施行し、症例を重ね、２００４年にDouble Endoscopic Intraluminal Operation, DEILOとして発表いたしました（Kuwano, H., Mochiki, E., Asao, T., Kato, H., Shimura, T., Tsutsumi, S.：Double endoscopic intraluminal operation for upper digestive tract diseases：proposal of a novel procedure. Ann Surg, 239: 22-27, 2004.）。図3の上段に示しますように、セパレートタイプのオーバーチューブを使用し、２本の内視鏡、２つのモニターで手技を進めます。下段の内視鏡所見で示すように、セカンドスコープから挿入された把持鉗子を使用して、カンタートラクションをかけることで、容易に剥離面を認識することが可能となります。このような良好な視

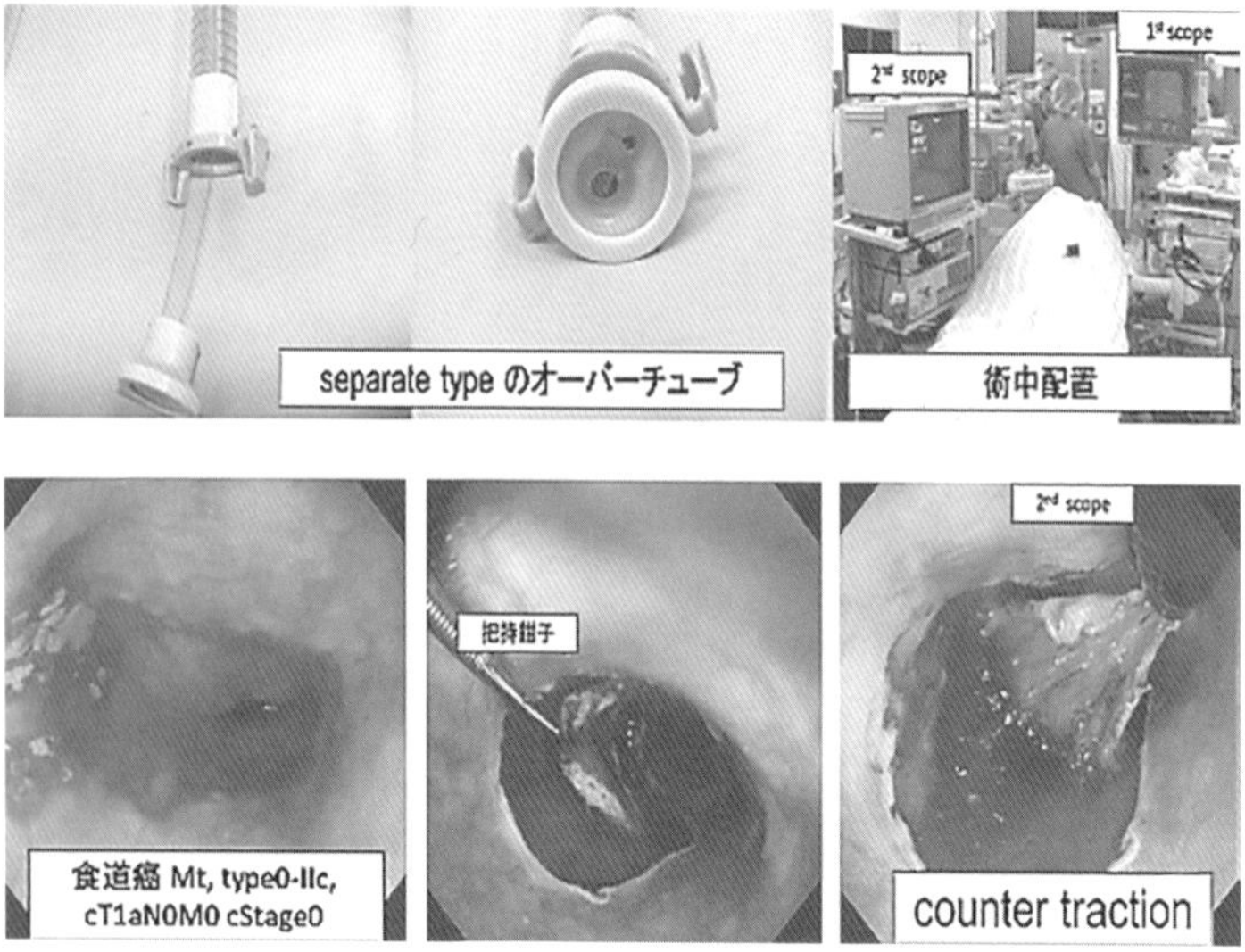

図3　食道癌に対するDEILO

野を確保する手技の工夫は、手術時間の短縮や偶発症の予防に繋ることが期待され、実際に多くの早期食道癌・胃癌の症例に対し安全かつ比較的容易にＥＳＤを施行することができております。腹腔内・胸腔内で行う、腹腔鏡手術・胸腔鏡手術などの「鏡視下手術」の経験から、消化管内で行う「管腔内手術・intraluminal operation」という外科的発想から考案したものです。そのような意味で、外科のジャーナルに投稿いたしました。一方、この間、またその後も数多くのＥＳＤにおける工夫が積み重ねてこられ、また、現在

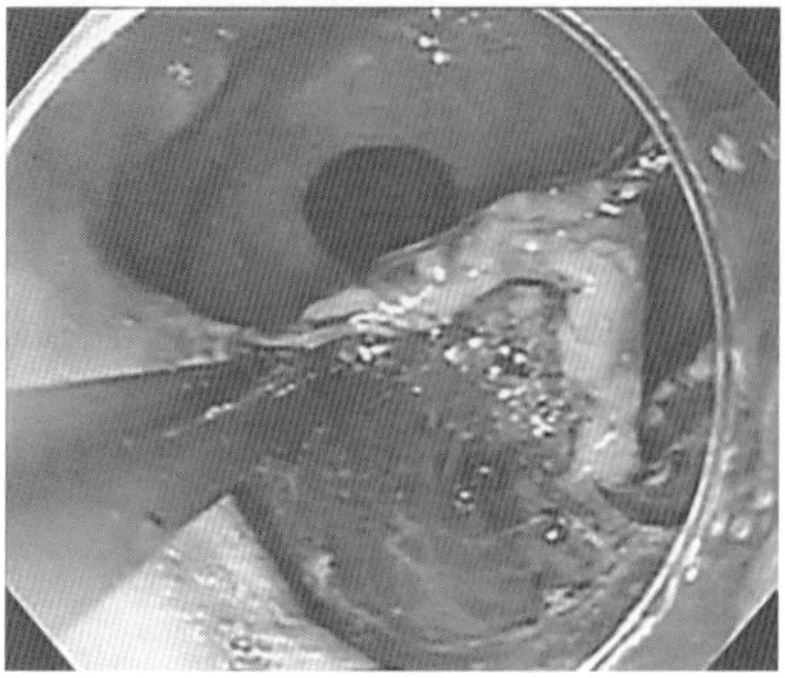

図4　胃癌に対するDEILO

ではほとんどのESDが内科の先生により施行されており、このような外科的発想とはなじみがうすいのかもしれず、本法の普及はまだ限定的です。

　本法は、術者と助手のような外科手術の基本概念に基づいておりますが、一方で、少々おこがましいのですが、宮本武蔵の「二刀流」の考え方にも通じるものがあるのかもしれません。「二刀流」といえば、米国大リーグで華々しい活躍をしている大谷翔平選手の「二刀流」が現在ではより耳にすることが多いと思いますが、宮本武蔵やフェンシングなどの二刀流および二丁拳銃などは英語で、「Dual wield」や「two-sword fencing」といわれることが多いようですが、投手、打者の両方で活躍する大谷選手の「二刀流」は同じ二刀流でも、「MLB dual wield」と呼ばれることもありますが、「two-way player」といわれることが多いとのことです。今回は、「誤飲」から始まって、「二刀流」で話を締めたいと思います。

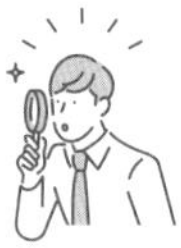

「うがった見かた」（その11）

本年5月に、神奈川で数十年に一度だけ花を咲かせる「リュウゼツラン」の開花が、また福岡でも数十年に一度しか花が咲かず、花を咲かせると枯れて、その生涯を終えるとされる「生涯一度の花」で、「多肉植物（サボテンのような葉、茎または根の内部の柔組織に水を貯蔵している植物の総称）」である「アガベ」が開花したという、それぞれ小さな記事がありました。以前、平成29（２０１７）年に「竹」の一種で、モウソウチク、マダケに次いで日本で広く植栽されている「ハチク（淡竹）」が各地で「開花」したという事も当時印象に残り記憶しておりました。このハチクは、開花の周期は約１２０年とのことで、すなわち前回の開花は明治30年頃という事になり、開花した後は一斉に枯れるという事で一部話題になりましたので記憶されている方もおられると思います。それにしても、全国各地で約１２０年という間隔で一斉に花を咲かせて、また枯れるという現象がとても興味深く、また神秘にすら思えたことを記憶しております。そして動物とは異なり雄大な「周期」を有していることを感慨深く思います。

悠久の地球の時間経過の中で、生物には様々の「周期」や「時間」があり、雄大なロマンを感じます。そこで、本川達雄先生の「ゾウの時間ネズミの時間サイズの生物学」(中公新書)を思い出し、早速書庫から出して、本書の主題である動物の「サイズ」と「時間」の関係について、以前に大変興味深く読ませていただいたことがよみがえり再び読み返しました。内容はかなり精緻な計算も含めた分析と考察が書かれていますが、分かりやすい内容として以下の「心拍数一定の法則」の記述があります。

「こんな計算をした人がいる。時間に関係ある現象がすべて体重の4分の1乗に比例するのなら、どれでもいいから二つ、時間に関係するものを組み合わせて割算すると、体重によらない数が出てくる。たとえば、息を吸って吐いて、という繰り返しの間隔の時間を心臓の鼓動の間隔時間で割ってやると、息をスーッと吸ってハーッと吐く間に、心臓は4回ドキンドキンと打つことが分かる。これは哺乳類ならサイズによらず、みんなそうだ。寿命を心臓の鼓動時間で割ってみよう。そうすると、哺乳類はどの動物でも、一生の間に心臓は20億回打つという計算になる。（中略）物理的時間で測れば、ゾウはネズミよりずっと長生きである。ネズミは数年しか生きないが、ゾウは10年近い寿命を持つ。しかし、もし心臓の拍動を時計として考えるならば、ゾウもネズミも全く同じ長さだけ生きて死ぬことになるだろう。小さい動物では、体内で起こるよろずの現象のテンポが速いのだから、物理的な時間が短いといったって、一生を生き切った感覚は、存外ゾウもネズミも変わらないのではないか。」すなわち、ネズミはネズミの、ゾウはゾウの時間がある、という事でしょう。この計算からすると人の寿命は、26・3年のようで（ちなみに縄文人の寿命は31年であった、との推測値があるようです）、いかに人間の歴史の中で、食料、安全、そして歯の健康も含めた医療など様々の分野の進歩が、今日の私たちの生命の維持および延長に寄与しているかが、改めて思われ、与えられた時間を感謝しつつ大切に生きることの意味を実感致します。

そこで、かなり唐突ですが、思い起こしたのが、吉田松陰の遺言としての「留魂録」の中の第八条の「四時ノ順環」です（原文は漢字とカタカナ、現代語訳「吉田松陰『留魂録』」城島明彦、致知出版社参照）。「春種し、夏苗し、秋刈り、冬蔵す」禾稼（かか、穀物の意）には必ず四季があるがヒトの寿命は定まりがない、しかしながら、「十歳にして死するものは、十歳中、自ずから四時あり。二十は自ずから二十の四時あり。三十はおのずからの三十の四時アリ。五十、百は自ずから五十、百の四時あり。」として（このことは前述した、ゾウとネズミのそれぞれの「時間」という視点にも通じるものを感じますが）、寿命全体を四季になぞらえています。そして、十歳の人生を短いというのは、七日の命しかない蝉を八百年も生きるといわれている椿の霊木と比べるようなものであり、また、百歳を長生きという事は、椿を蝉の尺度で測ろうとするようなもので、この考えでは「天寿に達する」とはならないが、松陰自身は三十歳で実を結び、「四時」をすでに経ており、その「種（たね）」が先々絶えることなく生き続けることを信じたのだと思います。その信念が、その後の歴史を大きく動かしたのでしょう。

さて、生物の持つ時間は、寿命に限らず、成長するまでの時間、概年リズム（circannual rhythm、「うがった見かた・その3」で話題にした「冬眠」など）、概月リズム（circalunar rhythm、ヒトの月経など）、概日リズム（circadian rhythm、様々の日内変動）、消化管運動（「うがった見かた・その6、7」で話題にしました）や血液循環時間、呼吸・心拍の間隔など枚挙にいとまがなく、それぞれの生物さらには動物でも様々です。そのような中で「細胞」、とくにそのサイズは、植物と動物で、また動物の種の違いでどのようになっているのか、という疑問がわきます。植物と動物の違いといえば、中学・高校で学んだ、植物細胞と動物細胞の違いを久しぶりに思い出します。言わずもがなかもしれませんが、両者に共通するのは、「核」、「ミトコンドリア」、「細胞膜」、「細胞質基質」であり、植物細胞に特有なものが、「葉緑体」、「発達した液胞」および「細胞壁」ですが、この植物に特異的な「細胞壁」および「細胞のサイズ」について、「ゾウの時間ネズミの時間　サイズの生物学」の中に「動物と植物の細胞とでは、実はサイズが違う。動物細胞は10ミクロンなのだが、植物細胞はもっと大きくて、50ミクロンもある。（中略）まず、植物細胞には、細胞のいちばん外側に立派な細胞壁がある。これは動物にはない。細胞の中を見ると、動物細胞ではでんと真ん中に核があるのがふつうだが、植物細胞では中央部は巨大な液胞で占領されており、核や細胞質は、液胞と細胞壁の間のわずかな空間に押し込められている。」とあり、このことが「骨格系」をもつ動物の構造と、いわゆる「レンガ積み」建築構造で動かない植物の特徴であると説明されています。そして、「ゾウもネズミも細胞のサイズに差はないのだろうか。答えは、差がない。ゾウは体の大きい分、細胞の数が多い。」とあります。この細胞のサイズについて、「中心の『核』で『情報』が作られこれが放射状に広がっていく」として、「細胞質は必ずある決まった量の情報を取り続けないと生きていけない」とすると、「たぶん細胞のサイズは核の『情報』の生産能力と拡散の速度によって決まる、ある上限の値をとっているのだとおもわれる。それが10ミクロンなのだろう。」とのことです（但し、神経伝達物質の細胞内運搬システムがある神経細胞などはサイズが大きく例外ですが）。動物の多くの細胞のサイズにほぼ違いがないとすれば、また新たな疑問がわきます。すなわち、cell cycle・周期は上皮系、間葉系など、同様の組織では動物間で差がないのか?もし腫瘍が発生したら、それらの振る舞いは、動物間で差があるのか、ないのか?興味が尽きません

（私が不勉強なだけだとは思いますが）。

「ゾウの時間ネズミの時間　サイズの生物学」には、生物の「進化」に関する記述もあります。「さて、ではなぜサイズの小さなものが系統の祖先になりやすいのだろうか。その理由は、小さいものほど変異が起こりやすいことにある。小さいものは一世代の時間が短く、個体数も多いから、短時間に新しいものが突然変異で生まれでる確率が高い。また小さいものほど移動能力が小さいので、隣の仲間から地理的に隔離されやすく、したがって新しく変異でつくられた集団が、独自の発展をとげる機会が多い。また、小さいものほど環境の変化に弱いので、たまたまうまく適応したものを残してあとは淘汰されてしまう可能性も高いだろう。」とあります。

このことは、進化とは次元が異なり、またウイルスが生物か否かは別として「変異」という観点から、今般の「COVID-19」の感染検査陽性者の「各々の波」における「株」もしくは「派生株」の変異にも関連しているのではないかと愚考いたします。ここで疑問になることが、仮にこのウイルスの変異の多くが、感染者の体内で起こるとすれば、その個体内での変異株の淘汰はあるにしても、なぜ幅広く社会全体で同様の変異株にほぼ同時期に移行していくのか？という事です。そこで荒唐無稽かもしれませんが、思い起こしたことが、今西錦司先生の「進化論」です。進化に関する現在の方向性は、私は当然詳しくなく、「今西進化論」の最新の位置づけについては、わかりかねますが、少なくとも生物の持つ現象としてはあり得ることと思います。すなわち、「形態的・機能的ないしは体制的・行動的に同じように作られた同種の個体は、変わらねばならない時が来たら、また同じように変わるのでなければならない。したがって、この変化をもたらす突然変異は、任意の個体におこって、そこから遺伝的に拡散してゆくだけでなく、原則的にいうならば、そのような突然変異は、遅かれ早かれ、やがて種の全個体におこることによって、種のかちえようとしている適応を、促進するものでなくてはならない。」（「進化とは何か」今西錦司、講談社学術文庫）。

　生物やウイルス、ヒトそして「人間」における、それぞれの持つ特異的「時間」「変異・進化」とはどういうことか、どういうものかという事を今一度考えてみることも意味があるかもしれません。

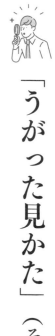

「うがった見かた」（その12）

臨牀と研究・赤ページ「うがった見かた」も「その12」となりました。私は外科医、消化器外科医として特に食道外科に多く携わってまいりました。食道外科もその対象となる疾患は様々ですが、やはり多くは、難治性の悪性腫瘍の一つである「食道がん」で、その発生・進展、外科を含む集学的治療の研究・診療そして教育と社会貢献に微力ながら関わってまいりました。

その食道がん、特に扁平上皮癌を詳細に観察すると、Ⅰ．食道に近接する頭頸部や胃に同時性または異時性にがんが発生する事が、稀ではないこと、Ⅱ．同じ食道内で病変が多発することがしばしばみられること（図1）、Ⅲ．同一腫瘍病変内に、ある程度の頻度で、組織像が異なるものが混在していること、がその特異的所見である事から、Ⅰ．多臓器にわたる視点では、Upper aerodigestive tractという広範な領域の重複癌、Ⅱ．一臓器内の視点での食道内多発癌、Ⅲ．細胞レベルの視点

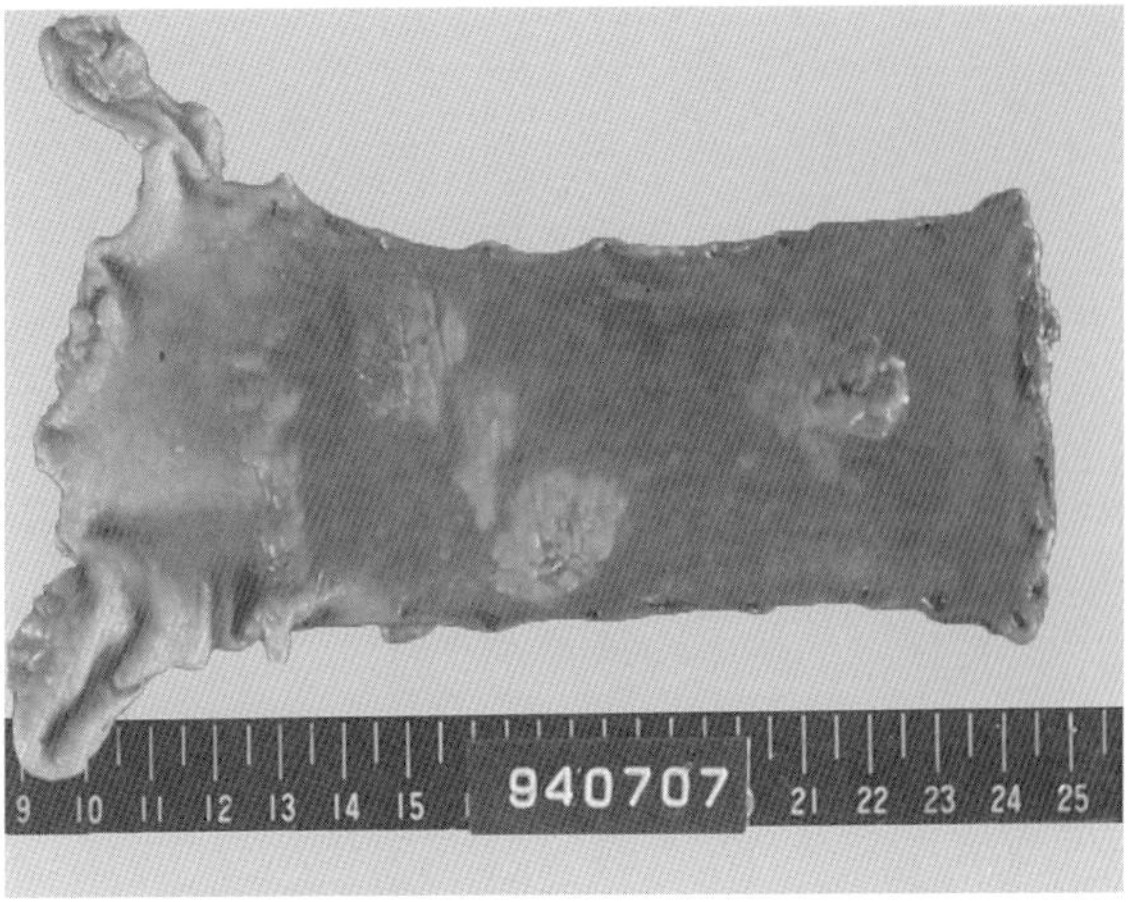

ルゴールに染まらない白色の部分ががん病変。

図1　食道内多発癌のルゴール染色の切除標本写真

での一腫瘤内の多細胞発癌（多細胞同時発癌、腫瘍内 heterogeneity）という観点から「Field caricnogenesis（癌領域発生）」の概念を新たに整理・提唱してまいりました。そして、これらの観察の過程で、私は、癌はどの程度 monoclonal なのか、という命題の解明が重要ではないか、という考えを持つに至りさまざまの研究を遂行してまいりました。一般的には、現在の多くの理解では、癌細胞は一個の異常細胞から発生し、その増殖により進展するということがいわれております。しかし、一方で、さまざまな可能性もありうると思われます。癌の増殖と時間経過から考えてみても、single cell originによる細胞分裂・増殖のみで、腫瘍塊が形成されるということに対しての疑問も生じます。すなわち、われわれが目にする腫瘍というのを遡って考えて、その発生から進展まで、どれほどの時間を要するのかという疑問です。そのようなことから、三つの可能性を考えてみました。

一つは、1．癌発生の初期からの多細胞による発癌の可能性、2．一個の異常細胞の発生が先ず起こり、その影響が周囲細胞に波及して多細胞が癌化すること、3．多細胞発癌の後に、その影響が周囲細胞に波及して更に多細胞が癌化すること、などがあり得ると考えました。1．の多細胞発癌については、同一病変内、同一臓器（食道）内、更には他臓器（特に同時性）重複癌の発生メカニズムに関しては、環境、嗜好、遺伝的素因などからの様々の研究もなされており、また私自身も研究してまいりましたが、なかなか、決定的なところまでは至らずにおります。後者の2．と3．は、異常細胞の影響が、周囲の細胞・組織（bystander）に波及するという事から、「Bystander effect、バイスタンダー効果」とも呼ばれています。図2に表在性食道癌の組織像をお示しいたしますが、この像から見ても一個の癌細胞の発

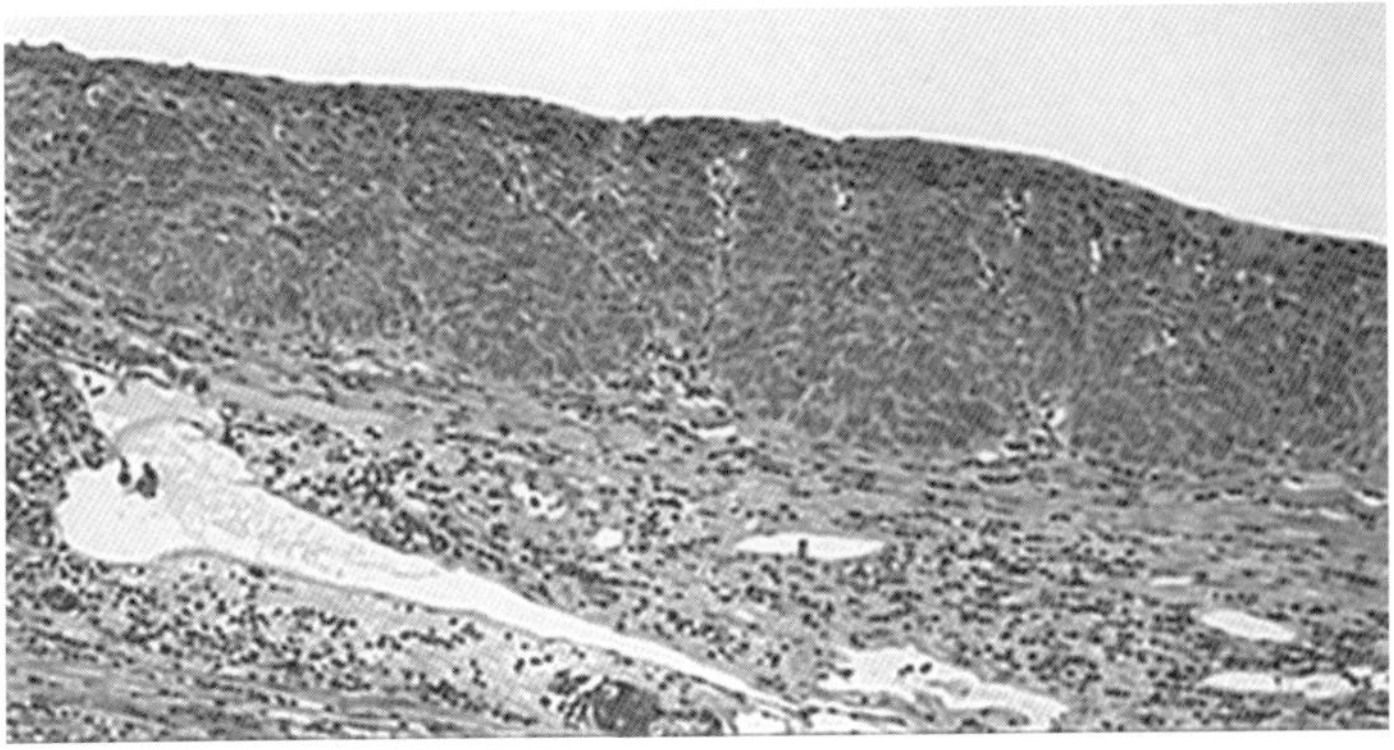

一個の癌細胞の発生から、その増殖のみにより
上皮内を置換性に伸展する形態を取るかは疑問？

多細胞領域性発癌もしくは、Bystander 効果？

図2　表在性食道癌（上皮内癌）の組織

生から、その細胞分裂・増殖のみにより、この形態をとるのかはやや疑問です。むしろ、基底細胞層の多細胞領域性発癌、もしくは、癌化した細胞による周囲細胞への transformation の波及、すなわち Bystander効果の可能性などが伺われます。この癌細胞の周囲細胞への波及、Bystander効果に関しては、私自身は、「paratrans-formation」という文言を独自に用いたこともございます（Kuwano, H. et al.：Histological suggestions of "paratransformation" in oesophageal squamous cell carcinoma Eur

J Surg Oncol, 1995; 21: 541-544）、（Kuwano, H., Miyazaki, T., Toh, Y. et al.：Malignant trans formation of mouse anorectal epithelium induced by a inoculated human cancer cell line. Digestive Diseases and Sciences, 2004; 49: 1912-1921、図3参照）（Kuwano, H., Yokobori, T. et al.：Coexistence of superficial carcinogenesis of resident epithelium besides neuroendocrine neoplasm of the digestive tract. Cancer Medicine, 2022；11: 983-992、図4参照）。

そのような中、前回の、「うがった見かた・その11」でも言及致しましたが、今西錦司先生の進化論、すなわち「種社会にして変わるべき時が来たら個体の数がいくらたくさんあろうとも、みな一斉に同じように変わるのである。」（「自然学の提唱」、講談社学術文庫）とあり、そしてこの進化論についてはいろいろな立場があるようです。ただこの「一斉に変わる」という事については、その時間や範囲のスケールは様々であれ、生物の現象としてしばしば遭遇することのようにも思います。はなはだ、唐突で荒唐無稽でご批判は覚悟の上ですが、例えば、「あく

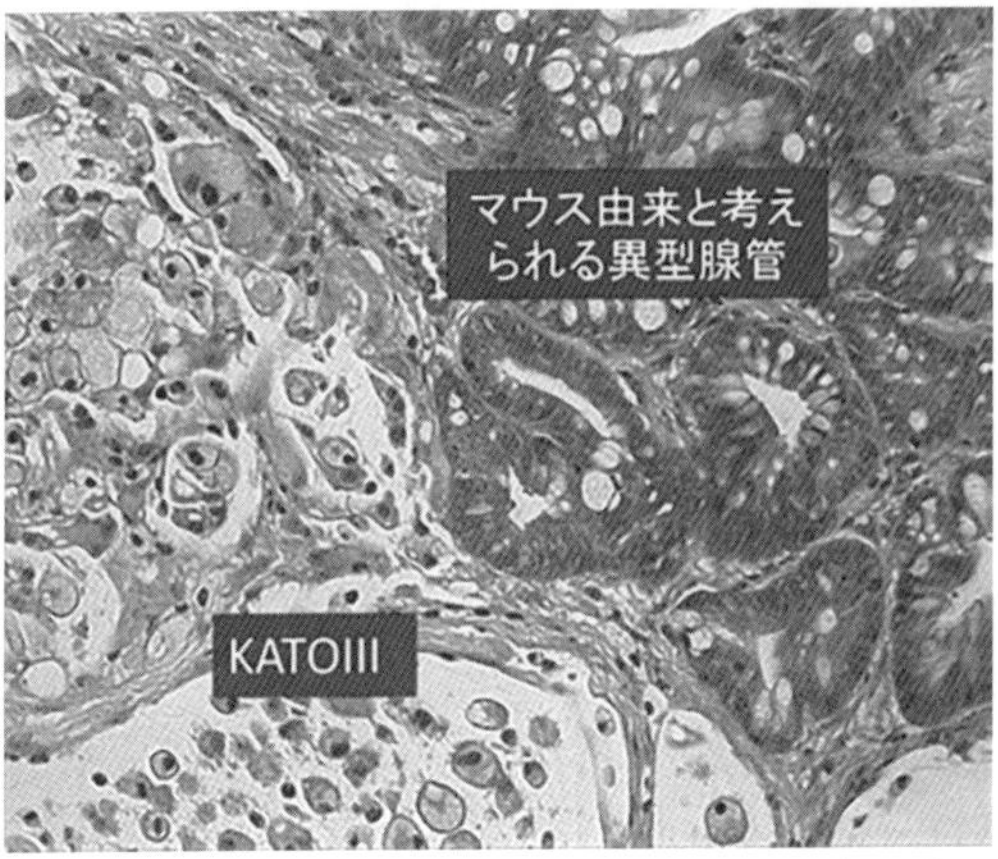

Kuwano, H. et al.: Dig Dis Sci. 2004Nov-Dec:49(11-12):1912-1921.
近接するマウス腺管の異型と、それらの浸潤像が存在する。

図3 胃癌細胞株であるKATO IIIを直腸粘膜に移植した際の病理所見

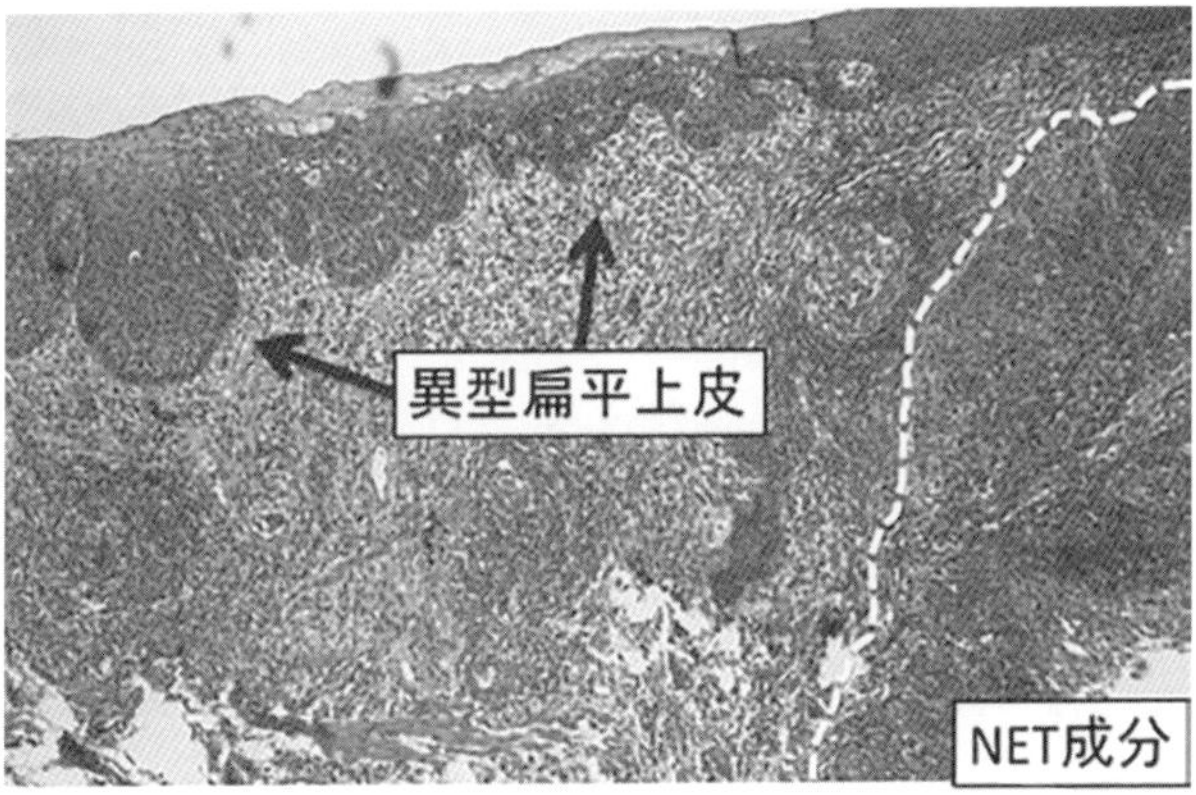

NETに癌を伴う現象はしばしばれ見られ、その発生はさまざまな議論がある。NETに近接する上皮における異型細胞の存在は、食道では扁平上皮が、胃・大腸では腺上皮が異型化していたことから、NETに周囲細胞への何らかの影響をもたらすポテンシャルがあるのでは、ということも考えられる。

図4 食道神経内分泌細胞癌（NET）の近傍に見られる異型扁平上皮

びの伝播」は私どもが、しばしば意識することですが、ヒトでは感情的親密さが関係し（Nosscia, I. et al.：Yawn contagion and empathy in Homo sapiens. PLos One, 2011; 6(12)：e28472）、このことは、チンパンジーも同様のようです（Anderson, J. M. et al.：Contagious yawing in chimpanzees ProcBio Sci, 2004 2004; 271: S468-470.）（ただ、私の個人的経験では、電車の中などで見知らぬ人があくびをした時にしばしば自分もあくびをしたような経験のほうが多いようにも思いますが……）。さて、ここで話を、進化論と癌化論に戻して考えてみますと、時間と範囲のスケールは当然随分異なりますが、癌への形質転換は、正常細胞がある範囲で一斉に癌へと変化する現象、つまりField carcinogenesisおよび、Bystander効果も、ある広い意味では生物の特性の一つではないかとも愚考いたします。

そもそもこの「Bystander effect」は、元来、「傍観者（bystander）効果」として、社会心理学の用語であり、１９６４年の「キティ・ジェノヴィース事件」をきっかけに注目されたもので、事件発生の際の集団心理の一つで、周囲が大人数であればあるほど、手助けしようとする人が少なくなる現象です。共助公助の精神を持つ日本ではあまり当てはまらないのではないか、と信じたいものです。

一方、Biology、生物学の分野では、前述のように「bystander」は「周囲の細胞・組織・個体」という意味で用いられ、例えば、放射線治療における、放射線照射野以外の病変の縮小効果が認められるような「アブスコパル効果、abscopal effect」や、脳腫瘍に対する「自殺遺伝子導入」により、その効果が非導入細胞にも及ぶこと、など「がん治療」の分野でも示されております。

さらに、興味深いことにBystander効果は、研究および生物医学の分野の現象として、cell-to-cell interactions（細胞間相互作用）だけでなく、inter-animal communication（動物間のコミュニケーション）にも影響する可能性があることが報告されています。例えば、放射線照射を受けていないラットおよびマウスが、放射線照射動物と同じケージに他の動物群を1〜22週間置いた後、白血球および好中球数の有意な減少を示したことが報告され（Surinov, B. P. et al. : [Communicative behavioral effects and disorders of immunity]. Zh Vyssh Nerv Deiat

Im I P Pavlova. Nov-Dec, 1998; 48(6) :1073-1079., Surinov, V. P. et al. : [Natural excretions of mice in the postradiation period and contact induction of immunodeficiencies]. Radiats Biol Radioecol. Jan-Feb, 1998; 38(1): 9-14.）、したがって、動物間コミュニケーションがBystander効果を介して起こることを示唆し、また、同様の効果が魚類でも観察されています（Mothersil, C. et al. : Commu nication of radiation-induced stress or bystander signals between fish invivo. Environ Sci Technol, Nov. 1 2006; 40(21) : 6859-6864.）。何か、「今西進化論」に通じるものを感じます。

　私は、がん発生における、Field carcinogenesisの概念をさらに展開するべく、Bystander効果が、前述した発がん（Carcinogenesis）も含め私が関与する医学分野において、どのように寄与するのかという点を整理・考察してみました。すなわち、①発がん、②抗がん剤の薬効伝播、③再生、という観点から検討してまいりました（図5）。その詳細については、私が主催させていただいた、「第117回日本外科学会・定期学術集会」における「会頭講演」で発表させていただいた内

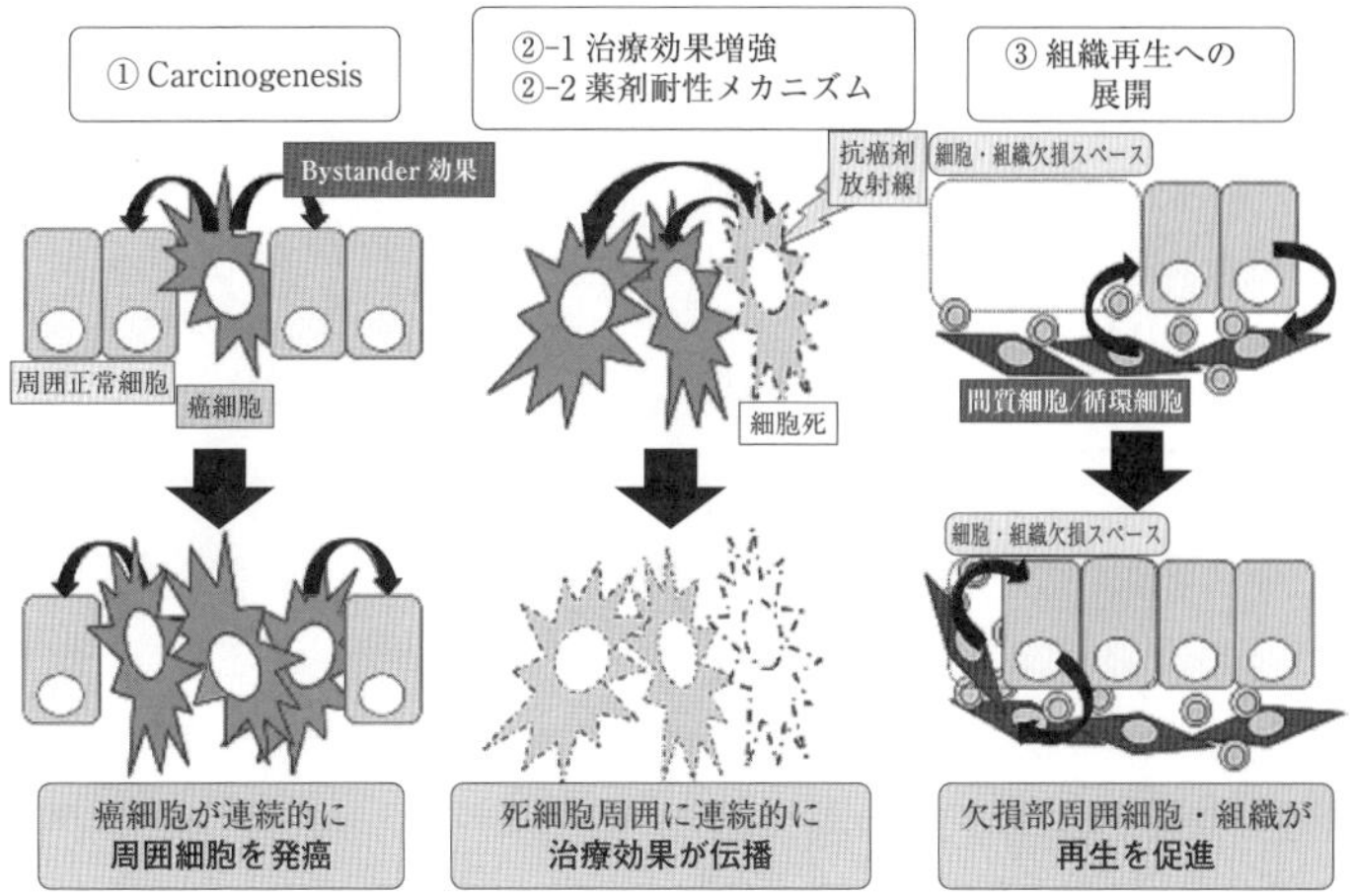

図5　「Bystander 効果」という現象の、①発がん、②抗がん剤の薬効伝播、③再生、の観点からの検証

容も含まれていることもあり、同学会の英文誌に［Narrative Review（あるトピックに関してすでに発表され入手可能なすべての研究をもとに、そのトピックの既存の知識を説明する総説）］としてまとめております（Field Carcinogenesis and Biological Significance of Bystander Effects' Potential-Carcinogenesis, Therapeutic Response, and Tissue Regeneration. Kuwano, H., Yokobori, T., Saeki, H., Shirabe, K. et al. : Surgery Today, 16; May 2022)。

まず①発がんについては、前述いたしました。②抗がん剤の薬効伝播Bystander効果による薬効の伝播に関しては、乳癌におけるホルモン療法、および肺癌に対する分子標的治療の効果伝播、さらには薬剤耐性の伝播に着目し、実験を進めてまいりました。そして、その機序の一部には、マイクロ RNAが関与していることが、示唆されました。これらの実験に基づいた、今後のBystander効果の臨床的な展望ですが、薬効伝播のメカニズムをさらに解明し、その増強効果を利用した治療戦略の確立、および薬剤耐性メカニズムを標的とする耐性克服戦略を検討しております。

次に、③再生医療への展開で、私は、専門の食道領域の創傷治癒におけるBystander効果、特に近年増加傾向の逆流性食道炎において、その再生時にしばしばみられ、発がんリスクも懸念される食道・胃接合部「バレット（Barrett）食道」（腸上皮化生の有無にかかわらず、胃から連続性に食道に伸びる円柱上皮から成るバレット粘膜の存在する食道）の形成機序に着目しております。広く「創傷治癒」および「組織再生」に関しては、近年の、山中伸弥先生のiPS細胞や、出澤真理先生のMuse細胞など、その発展に基づく研究と臨床応用には目を見張るものがあります。一方、消化管における再生に関しても多くの成果が積み重ねられております。その中でも私自身が特に興味深く思ったのは、東京医科歯科大学の渡辺守先生、岡本隆一先生らが発表されたデータです。男性ドナー骨髄を移植した女性患者の腸管において、骨髄由来細胞が腸管再生に利用されていることをY-FISHで示した非常に興味深い報告で、損傷された臓器の組織再生に使われるのは、損傷臓器の細胞とは限らず、骨髄細胞の関与が大きい、ということが示され（Okamoto, R., Watanabe, M. et al.：Damaged epithelia regenerated by bone marrow-derived cells in the human gastrointestinal tract. Nat Med, 2002; 8: 1011-1017.）、更に最近、自家腸上皮オルガノイドの潰瘍性大腸炎患者への移植へと展開されています。私自身かなり以前に、人工血管の内腔の内皮細胞のliningが、blood stream originと考察して、どこの雑誌にもなかなか受理していただけなかったことを懐かしく想い出します（Kuwano, H. et al.：The nature of inner cellular lining of the expanded polytetra fluoroethylene vascular graft：immunohistochemical study. Int Surg, Jul-Sep 1992; 77(3)：186-189.）。このように様々の臓器における再生機転における骨髄由来細胞の関与は極めて興味深く、また、がん組織の間質におけるCAF（cancer associated fibroblast）の由来についても検討が待たれます。

さて、消化管の再生では、例えば胃潰瘍・十二指腸潰瘍などは薬剤の進歩などにより、その発生は著しく改善されましたが、その再生に関しては、粘膜上皮組織のみに多くの注目がされてまいりました。ただ、近年増加傾向の食道・胃接合部「バレット（Barrett）食道」の多くはこの円柱上皮組織が主体ですが、時に粘膜上皮に加え、粘膜固有層、粘膜筋板、そして粘膜下層を含む構造が再生する「組織再生」がみられます。その結果として、既存の粘膜筋板に加え、新たなそれが形成され、その結果と考えられる、いわゆる「粘膜筋板の二層化」がみられます（図6）。この再生に関しては少々突飛かもしれませんが、私はバレット食道に形成される粘膜筋板2層構造のうち、表層に存在する再生されたと考えられる筋板が、既存の食道や胃の粘膜筋板に由来するのか、すなわちそれらの組織損傷の最先端の細胞が分裂増殖により伸展して起こるのか？という点が以前から疑問でした。寧ろその局所

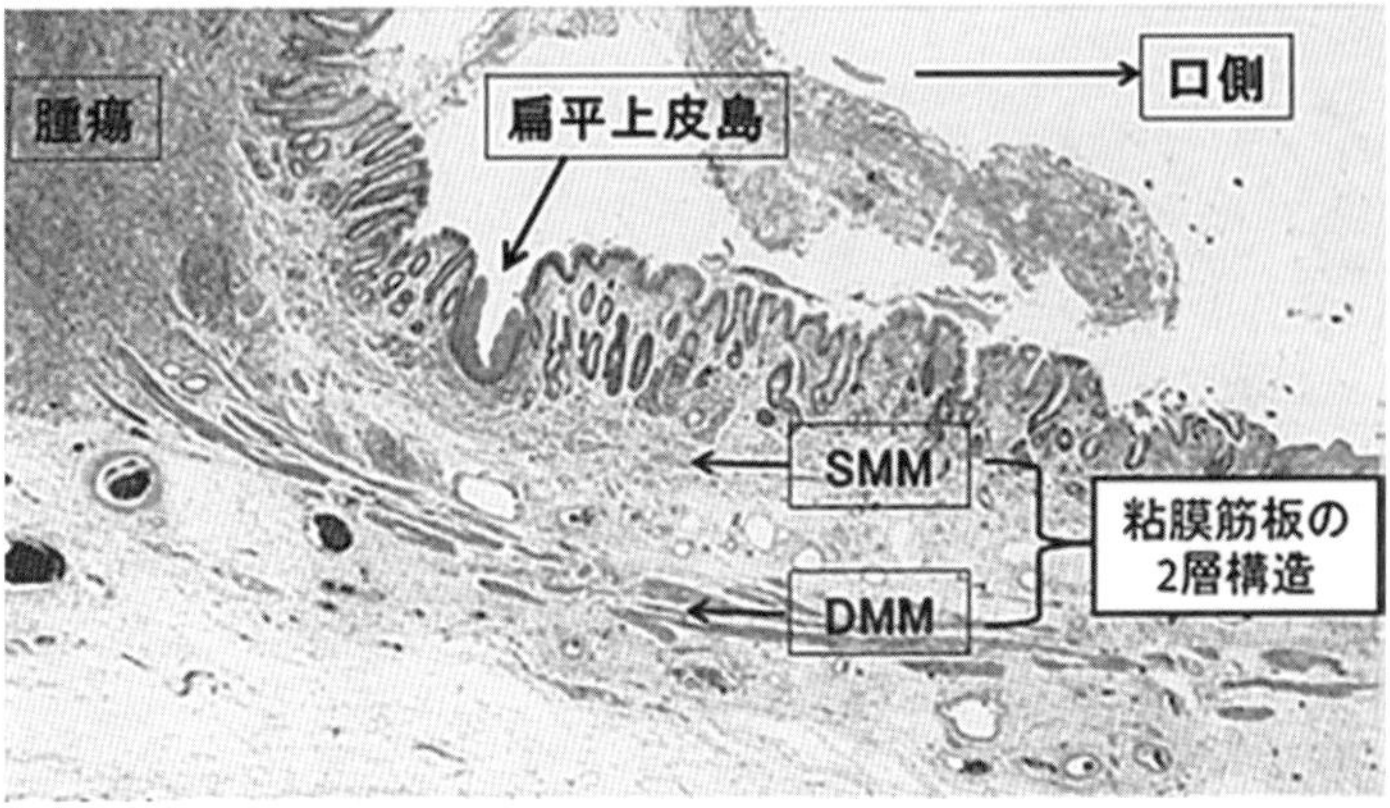

病理組織学的に、固有食道腺やその導管、扁平上皮島が円柱上皮内に存在すること，粘膜筋板の二重化が認められるものをBarrett 粘膜と定義

Barrett 食道や2層構造粘膜筋板は本当に食道壁、胃壁由来なのか⇨Bystander 効果により骨髄由来細胞が分化したもの？

表層（superficial muscularis mucosa, SMM）および深層（deep muscularis mucosa, DMM)、2層の粘膜筋板がみられる。なお、本症例では、胃側に腫瘍を伴っている。

図6 Barrett 食道の組織所見

に浸潤した未分化な細胞が近接する組織を模倣して分化してゆくことは考えられないのか、という疑問です。前述したように、消化管上皮の修復に、骨髄由来細胞が関与する可能性も報告されておりますが、試験管内ではないにしても、生体局所におけるオルガノイド形成のような機序で骨髄細胞は上皮も含めた組織全体の再生、さらには、多様なそれらの組織分化に関与することも否定出来ないのではないかと愚考致しております。すなわち、既存の食道・胃組織からの Bystander効果により、骨髄由来細胞が分化した可能性もありえないことでは有りません。再生と分化が同時に誘導されているバレット食道の形成において、どのようなメカニズムが関与しているのかも興味が尽きません。また、消化器外科領域で、ストーマ・人工肛門を造設する機会はしばしばあり、それに関連する合併症の中に、ストーマ周囲の炎症や肉芽形成に伴い、そこに見られる「粘膜侵入」という、周囲の皮膚（扁平上皮組織）が連続性に粘膜組織（おそらく線上皮）に置き換わる現象もみられます。人工肛門造設時の運針により腸管上皮が皮膚に移植されるとも考えられているようですが、あながち、バレット食道発生の機序に類似した、メカニズムの可能性も否定できないと想像を膨らませてもおります。

今回は、「赤ページ」「うがった見かた」の12回目という事で少々長くなり、また私自身の研究について多くを述べ「我田引水」な内容となりました事をお許しください。この最終回にあたり、私のような者に、このような執筆の機会を与えていただきました、恩師・杉町圭蔵先生をはじめとする「臨牀と研究」の編集委員の先生方、古山正史様、そして何より、拙文をあきれずに読んでいただいた読者の皆様に、深甚なる感謝の気持ちを捧げさせていただきます。私自身にとっても、今回の執筆は、「医師、一生学問」と未熟で浅学な自分自身に日頃言い聞かせている者として、きわめて貴重な機会で、「これまで」を顧みたり、「いま」を凝視したり、「これから」に思いを巡らす素晴らしい機会でありました。私が私淑し敬愛してやまない小林秀雄氏の、「私の書くものは随筆で、文字通り筆に随うまでの事で、物を書く前に、計画的に考えてみるという事を、私は、殆どした事がない。筆を動かしてみないと、考えは浮かばぬし、進展もしない。」(「学問」、「考えるヒント 2」文春文庫より)という言葉を、小林氏とは、比べるべくもありませんが、「先ず筆を動かして考えること」の大切さを私なりに実感致しております。すなわち、今回の執筆の機会は、取りも直さず、私に医学、特に外科学を中心に、さまざま多方面に思いを巡らせ、考えることが出来る有り難い契機となりました。ただ、その「うがった見かた」の内容たるや、その文言の本来の意味である「物事の本質を深く捉えた」というより、「疑ってかかる」「ひねくれた」もしくは「的外れ」で「荒唐無稽」のものも多くあったことと存じます。そのようなことから、毎回投稿前にご意見を戴いた、畏友、藤也寸志先生（国立病院機構九州がんセンター院長）、東秀史先生（福岡市民病院副院長）ならびに、横堀武彦先生（群馬大学未来先端研究機構准教授）にも厚く御礼を申し上げて、擱筆させていただきます。

Ⅱ　そして「雑考」

Ⅰ 「利便性」と「リスク」

（「臨牀と研究」「青ページ」、95巻1号、一部引用）

1 そして、スマートフォン

人工知能（Artificial Intelligence：AI）は、その歴史は古く日本にも「人工知能学会」もあるとのことですが、最近とくに注目を集めていることはご存知の通りです。様々なゲームや、将棋、チェスさらには、囲碁においてもその名手に勝利する勢いです。私のような門外漢には単に興味津々で、ヒトという有機体とＡＩという無機物との戦いのようにも見えます。ただ、その飛躍的発展から、「人工知能が人間に反乱を起こす可能性」やスティーヴン・ホーキング博士が以前に指摘したような「人口知能の発明は人類史上最大の出来事だった。だが同時に『最後』の出来事になってしまう可能性もある。」という懸念もあります。

そこで思い出したのが、浅田次郎氏の名作の「おもかげ」(講談社文庫)の一節です。会社定年退職の送別会の帰りの地下鉄の中で突然倒れ、生と死のはざまの幽玄の世界で地下鉄の中を背景として主人公が独白する言葉の中に、

「スマホに熱中する女性。ゲームか、ラインの雑談か。いずれにしろ、この上なく非生産的なそれらの行為に、どうして疑いもなく没頭できるのだろうか。世界中で同時進行しているこのバカバカしい無駄遣いが、人類の到達したインテリジェンスだとは、とうてい思えない。

人間がやがて人工知能を備えたロボットに支配されるという、映画や小説の定番ストーリーがあるが、その未来はすでにこんな形で実現されてしまっているのではあるまいか。掌に収まる魔法の匣《はこ》はいかにも平和的な相をしており、暴力をふるおうにも手足がないから、まさかそれが破壊者だとは思わないし、自分がそのロボットに隷属しているという意識は誰も持っていない。」

妙に私の心に深く残っている一節です。

それに関連するかどうかわかりませんが、「心を操る寄生生物　感情から文化・社会まで」（キャスリン・マコーリフ　著、西田美緒子　訳、インターシフト　発行、合同出版　発売）を興味深く読みました。

曰く、

「寄生生物と宿主は、もう何十億年にもわたって競い合いながら過ごしている。（中略）今では人体の構造のほとんどすべての特徴が、この長い闘いを証明するものになっている。最もはっきり見える防衛手段は皮膚で、表面に住みついている多くの微生物に対して分厚い防壁を築く。侵入口での守りはとりわけ厳しい。目はたっぷりの涙で潤して侵入者を洗い流す。耳には毛をびっしり並べ、菌を寄せつけない。鼻には濾過システムを整えて空気から病原体を締め出す。それらの関門をくぐり抜けてきた侵入者には、さらに強力な抵抗を用意して待ちうける。たとえば気道は、無理に入ってきた相手を捕らえる粘液を出している。食べ物にくっついて喉を通った細菌は、煮えたぎるような胃の大釜で死滅するしかないだろう。（中略）これらの防衛策が万が一すべて失敗に終わった場合には免疫細胞が戦いに駆けつける。（中略）そこまで武器が揃っているなら、人間の勝ちに決まっていると思うかもしれない。ところが寄生生物には、人間に対して大きな強みがある。その集団の大きさは人間を圧倒し、とてつもない数が存在しているうえに恐るべき速さで複製されていくので、つねに多少の幸運な突然変異が生ずる余地があり、有利な性質を獲得するものがいるのだ。宿主と寄生生物との戦いは、果てしない軍拡競争となっている。」

また曰く

「例えばかぜの細菌のせいで誰かがこらえきれず咳をするとき、その人の体が肺から感染のもとを追い出そうとしているのだろうか、それともその寄生生物が喉の奥をくすぐって、人が病原体を拡散するようしむけているのだろうか？」

これらの記述は、宿主と寄生生物の関連性を適切に説明するとともに、また、この度のCovid-19のような飛沫感染をし、また変異を繰り返す疾患における宿主と寄生体の関係にも当てはまる直近の事例と思われます。

サイエンス・ライターによる本書は、その後半の社会的内容では、更なる科学的検証が必要なようにも思われますが、前半では、様々な事実および研究成果に基づき、寄生生物が、いかに巧みに宿主に対して、その行動をコントロールしているかという、事例を様々提示してきわめて興味深い内容のものと思いました。その中から、目を引いたものを例示致しますと、

(1) 世界で多くに人が感染しているといわれるトキソプラズマ原虫は、妊婦への感染は医学的に重要ですが、近年の神経科学者や心理学者らの研究により、ヒトの気分や性格を変え、危険行動に駆り立てたり、さらにはドーパミン増加による統合失調症とのかかわりも指摘されているようです。また、普通ネコを恐れるネズミが、このトキソプラズマに感染すると、性ホルモンの関係からか、ネコに引き付けられるようになるとのこと、

(2) 蚊は吻《ふん》で人の厚い皮膚を突き刺し血を吸い始め、ヒトの血小板が集まり管を塞ごうとすることを避けるために抗凝固物質を注入し、十分な血を吸います。マラリア原虫が蚊に感染するとそれまで貪欲に血を吸っていた蚊が、食欲を失うようで、

このことはマラリア原虫が子孫を人間に感染させるには蚊の体内で繁殖する必要があり、そして十分に繁殖すると食欲が増し、また蚊の唾液腺にも侵入して凝固物質の供給を断ち、その蚊は血を吸おうとするたびに吻がすぐに血小板で固まり、より多くの人に噛みつくようになるとのことです。さらに原虫がヒトに入ると血小板産生を妨げ蚊が刺したときに血液を流れやすくして、感染した血液を多く吸い取れるようにし、また蚊がよりヒトに近づくやすくするセンサーを敏感にしたり、感染した人が蚊をより引き付けるための体臭を強めたり新しいにおいを出させたりする可能性も示唆しています。

(3)「ハリガネムシは宿主の体から抜け出すと水中で交尾し、それが孵化して幼虫になる。幼虫は水の中を泳ぎまわるうちに、もっと大きい蚊の幼虫にぶつかることがある。するとすかさずしがみつき、微小なシスト（嚢子）となってその体内に隠れる。蚊の幼虫が翅をもった成虫に変身して飛び立つとき、体内の寄生生物もいっしょに陸上に連れてゆく。蚊は陸上で一生を終え、コオロギに食べられる。すると休眠中であったシストがコオロギの体内で活動を開始し、最終的には伸ばせばコオロギの三倍か四倍もの長さをもった成虫に育つ。」
一方で水に身を投じる不思議な行動をとるコオロギがいて、それを捕食したカエルの口や鼻、魚の鰓からハリガネムシが脱出することが見られたようです。この水生生物のハリガネムシが、宿主のコオロギを水中に引き寄せることに関しては、コオロギで普通に見つかる神経化学物質とそっくりの物質をハリガネムシが大量に生産しコオロギの脳に働きかけていた、とのことです。

(4) 第二の脳ともいわれる腸における腸内細菌と神経化学物質の関与など、最近注目されている分野についても述べられています。

このような多くの事例が示された本書はとても興味深く、今後さらに科学的に解析されていくことを心から期待いたしております。

さて、そのような中、この著書を引用してスマートフォンと関連付けて論じた記事が目を引きました。それは「産経新聞・日曜に書く」「スマホは『神経寄生生物』か」(論説委員・長辻象平氏、2018年8月5日)です。スマートフォンを「寄生生物」とすること、およびウイルスの位置づけなど異論もあるかもしれませんが、「スマホは非生物だが、細胞にとりつくウイルスも非生物だ。『心を操る寄生生物』によるとウイルスも人間の性格や行動を変える力を持っているという。スマホは人間の体内にこそ侵入していないが、ポケットやバッグに収まって一緒に移動している。エネルギーの電源と使用料を保有者に依存しているので立派な寄生状態だ。神経系を支配するハリガネムシは、コオロギやカマキリといった宿主の繁殖能力を奪うと報告されている。栄養分を寄生生物自身が独り占めにするための不妊化である。現代日本の出生率の低下の一因にも幾分か関係していそうな気がしてくるが、これは考えすぎだろうか。スマホは便利な情報通信端末だが、あくまでも道具であり、手段である。その道具に生活の主導権を握られつつあるのに、警戒心をほとんど抱いていないのが現代人の姿なのだ。」と、スマートフォン依存、ゲーム依存、そして人間関係のトラブルや、「ネットいじめ」などにも警鐘を鳴らしておられ、私個人として、納得することが多くあるコラムでした。

スマートフォン依存に関して、多くの知見や研究があると思いますが、その中で、群馬大学大学院保健学科および東京医科大学病院の研究が私の目に止まりました。看護学、検査技師学、作業療法学、理学療法学専攻の医療系大学生で、臨地実習で対人ストレスを感じやすい3、4年生を対象とした調査で、その中の178人の分析で32・0％がスマホ依存に該当し、抑うつ・不安、不機嫌・怒り、無気力などの心理的ストレス反応は依存群で有意に高かった、という研究結果でした（沖田純奈、近藤浩子　KMJ THE KITAKANTO MEDICAL JOURNAL 2022;72：71-78)。

スマートフォン依存による、脳の前頭前野の劣化やドーパミン分泌低下など様々の生理学的健康への影響も危惧され、デジタル機器やインターネットに費やす時間を控えてゆく、「デジタル・デトックス（Digital detox)」の考えも提唱されるようになってまいりました。特に成長期にある子供への配慮は重要と考えます。

ただ、かく言う私もスマートフォンが身近になければなかなか落ち着かず、またインターネットの恩恵もかなり受けているのは事実です。ただ、その「利便性」と「リスク」は、つねに意識して生活してゆきたいものだと思っております。たとえば、デジタル機器に頼っているばかりでは、漢字などの文字が自動的に提示され、ややもすれば、実際に自身で書こうとしたときに、文字自体を忘れたり、その書き方がでてこなかったりすることもあり、できるだけ、手紙や様々の原稿の下書きなどは、まずは自分で実際に紙に書くように心がけております。

また、様々のことを検索するのにも、インターネットはきわめて、貴重であり、実際に本書を書かせていただく際にも大いに役に立ち、有用なものであることは否めない事実です。このような現状において、確かに、新しい疑問や不明のことがあれば、「パソコン」や「スマホ」で検索すれば、たちまち回答が得られる便利さに私達は浴しています。そのような中、作家で日本藝術院長の黒木千次氏の文章が心に響きました。

「(前略)それにしても、とあらためて考えざるを得なかった。謎や問いには、簡単に答えを与えられぬほうがよいのではないかと。不明のまま抱いていた謎は、それを抱く人の体温によって成長、成熟し、更に豊かな謎へと育ってゆくのではあるまいか。そして場合によっては、一段と深みを増した謎は、底の浅い答えよりも遥かに貴重なものを内に宿しているような気がしてならない。」（学士会会報第912号より引用）

利便さを享受しつつも、何か本質的なものを教えられた気がしています。

2　行き着く先は「人間性」

前述したように科学の発展は、われわれに誇大な恩恵をもたらす一方で、多くのリスクも内包していることは確かです。かつては「テレビジョン」の出現で、特に夕食時の家族の団欒が様変わりし、「チャンネル争い」などという言葉もみられました。さらに携帯電話、スマートフォン、パソコンなどの普及による、所謂「文明の利器」は私達に多くの恩恵を与えましたが、一方で失われるものも少なくないのではないかと思われます。前述した「家庭の団欒」の風景や、かつては電車や列車の窓から子供達が叱られながらも車窓から移り変わる風景を楽しんでいた姿など、今はほとんどみられません。乗客が、私も含めてではありますが、一様にスマートフォンや携帯電話に目を凝らしている姿は異様にさえ見えます。旅の情緒の一つである車窓からの風景も味わいたいものだと思います。

ここで、以前に私が「旅」に関して書かせていただいた、拙文の一部を紹介いたします。

「近年のさまざまの交通手段の進歩はそれなりに多くの恩恵を我々にもたらしたが、そのことにより、早く目的地に到着するという旅の「目的」のために、その「過程」、という旅のもう一つの要素に対する意義が次第に薄れてきている。すなわち「旅」が「人生」の過程と時間の流れを映し出す「鏡」として意味が薄らいだとも言えよう。かく言う私自身、現在の旅といえば、多くは学会の出張、であり、しばしば、車窓から外の景色に目を遣り、また飛行機の窓から眼下に広がる光景を見下ろすことはあっても（私は飛行機ではどちらかというと通路側を好んで選ぶので、そのような機会も少ない）、やはり、旅の「過程」を楽しむことはあまりないのが残念である。ただTVで「世界の車窓から」というシリーズが長く続いているのは、一方で旅の行程を楽しむ心が多くの人々の中に今もあり続けていることの一方の証左でもあろう。

そのような私であるから、今の「旅の在《あ》り様《よう》」を少々評論することはできても「私自身と旅」について述べる資格はほとんどない。ただ、「旅」のもう一つの側面として、「現代社会もしくは、俗世間から距離をおいてみる機会」という側面もある。私が以前、九州から群馬に赴任してしばらくした時、私共夫婦と当時小学生の三男と三人で、前橋から近場ではあるが、群馬県吾妻郡中之条町にある「四万《しま》温泉」を訪れたことが今も懐かしく思い出される。「風薫る季節」で、小糠雨の天候であったが、山野、渓谷を走る吾妻線の車窓から広がる万緑の鮮やかさは今も目に焼き付いている。入浴、夕食の後は、新聞にもTVにも目を向けることはなく、灯りを消して夜まで降り続いている雨が木々の葉に触れるしっとりとした音を耳にしながら家族で語り合った。遠方でもなく、派手なものでもなかったが、世間から精神的にも少々距離を置いた至福のひとときであった。（日本医師会雑誌　第14巻・8号　平成24年11月　一頁随想「わが旅」より）

さらに個人的なことで恐縮ですが、私は比較的テレビジョンを視聴する機会はありませんが、その中でも好きな番組のひとつにNHKの「小さな旅」があります。ほのぼのとした温かみが大野雄二氏作曲の「光と風の四季」のメロディーとともに心が和み、先の拙文のささやかな想いにも通じるものがあるのかも知れません。

さて、話題は「利便性とリスク」に戻りますが、医学に目を転じても、それを支える多くの医療機器の発達には目を見張るものがあります。外科の分野においても自動吻合器やエネルギーデバイス、さらにはロボット手術など枚挙にいとまがありません。私達はその恩恵を享受しつつ、一方で常にそれらの「リスク」にも目を向けておかねばならないと考えます。

以前に私が所属していた大学附属病院では、電子カルテやオーダリングシステムも含めた医療情報管理システムの新しいバージョン、「新病院システム」への移行作業が行われる機会に遭遇致しました。これらのシステム更新は、きわめて有用であり、新システムによって更なる利便性の向上も大いに期待されるのでありましょう。一方で、移行作業の「繁雑さ」もさることながら、トラブルが発生するとその影響も大であり、各部署において迅速かつ慎重に作業がすすめられていました。またその後の運用も、その利便性と裏腹に、「リスク」も多く存在し、「リスクマネージメント」も更なる重要性を増すものと思われました。最近では、様々なウイルスの侵入による電子カルテへのサイバー攻撃などその精度も巧妙化し、多くの施設での対策も重要性が格段に増しております。もちろんこのことは医療分野の限らず、あらゆる分野でも共通の大きな課題で、今後もその方面のリスク管理、サイバーセキュリティは益々高度で質の高い対応が求められ続けてゆくでありましょう。

このようなサイバーの分野の例に限らず、私達の身の廻りには、飛躍的な技術革新とそれによってもたらされた膨大な種類の「ツール」が存在し、それらに囲まれて生活していますが、私達はその利便性と有り難さに多く目を奪われていることが多いと思われますが、一方に存在する「リスク」を、あまり意識せずに居ることも少なくないように感じております。また、それら「ツール」の「バージョン」の進化も目まぐるしく、次々に新しい「バージョン」が誕生し旧型は捨て去られてゆきます。「はじめに」でも引用しましたが、「すぐに役に立つものは、すぐに役に立たなくなる」（小泉信三氏ら）という名言もあります。言い訳がましいかも知れませんが、「紙ベース」の媒体が必要な局面も必ず存在していると信じます。また、今般のCovid-19の流行により、「オンライン」による会議や、会合、さらには教育現場での「オンライン授業」などが普及して、その「利便性」の恩恵を享受していることは事実ではありますが、あくまでこれらは基本的に人間の五感のうちの、「視覚」と「聴覚」に基づいたものであり、その他の感覚、そして雰囲気をつかむ、空気を読むなどの「第六感？」のような、人と人のつながりに重要なものは伝わりにくいのが事実であり、「オンライン会議」ではない、一同に会した会議、会合の意義も忘れてはならないと思います。ましてや、教育の場においては、知識のみの習得ではそれも有効とは思いますが、すべての感覚が伝わる「場」が必要であるのだと信じます。この度のCovid-19はむしろその大切さを改めて認識させてくれたとも言えるでしょう。

今後、ＩＴ化はさらにすすみ、ＡＩ・ロボット分野はさらに進化し、われわれ現代人はさらにその恩恵に浴することになるとは思いますが、ヒトがロボットを極めてゆくと同時に、「ヒトのロボット化」も進んでゆくのではないかと危惧するのは私だけでしょうか？限られた組織または人物集団によって、ロボット化した人間集団が支配されることを危ぶむことは、それこそ「うがった見かた」の本来の意味でない「荒唐無稽」な事であることを切に祈っております。

究極的には、はなはだ「アナログ的」と捉える方もおられるかもしれず、大変恐縮ですが、事象の正しい科学的認識のもとに、ヒトの歩んできた歴史、文化そして伝統を大切にして、周囲との協調性に基づいた「人間性」を求め続けることではないかと考えております。

II　二分論と数値目標

医療・医学はもとより、私たちを取り巻く環境は、近年さらに複雑化、多様化していることは周知の事実です。かつてサミュエル・P・ハンチントンが「文明の衝突」で述べた如く、幾多の文化圏が、その存在を顕著にしてきたこと、その一つである米国主導のもとの、所謂「グローバル・スタンダード」が一世界を席巻したものの、その翳りが明らかとなってまいりました。かかる状況のもとに、我が国の歴史・文化・伝統を保持しつつ、多様化に対応することの重要性がさらに増していると思っております。一方、そのように社会が複雑多岐、かつ流動的になったからこそ、ともいえるかも知れませんし、また、「デジタル化」の影響もあるのでしょうか、我が国でも、ものの考え方、捉え方に「二分論」いう形での思考および議論の進め方が、過度に行われていると感じるのは私だけでしょうか？「貧富の格差社会」、「勝ち組、負け組」などに象徴されますが、価値観、宗教や民族が多様な米国などの国において、それらを何らかの形で」収れんさせる意味での二大政党制などに代表される「二分論」は、ある意味においての知恵ではあると思われますが、我が国に果たしてなじむ制度なのかは疑問です。教育の現場でもディベートの力を養う目的でAかBかのいずれかに生徒を分けて、本人の考え方にかかわらず議論を進める教育の話を耳にしたことがありますが、そのような教育が、我が国の国柄になじむのかどうか、私は疑問です。さらにテレビジョンなどのマスメディアで、例えば選挙の候補者に、〇と×のプラカードを持たせて、顔も見せない声だけの質問者に対して回答させるやり方に不快に感じる人も少なくないと思います。いずれにしてもAorBのような「二分論」は複雑な事象を単純化して考えるやり方として、それなりに有用な方法ではありますが、一方で思考の柔軟性と深遠性からは遠ざかる危惧があるように思います。この「二分論」もある意味では、「0と1」の二つの信号の集積に基づいた「デジタル時代」の象徴なのかもしれません。

医学・医療においても、ある分子や蛋白などが癌の悪性度に対してどうであるか、すなわち予後不良因子かそうでない因子か、という研究は無数にありますが、その分子は生体内の組織においても、癌組織においてもその発生・進展過程において、様々の機能をもたらしている可能性があり、その総和として、どちらかの因子となっていることもありうることです。したがって、癌研究をはじめとした医学研究においても、ある因子が単に生体に正にはたらくか負にはたらくかという「二分論」ではなく、どのような場合には正に、どのような状況では負となるのかということに思索を巡らせることも大事ではないかと思っております。善玉コレステロール、悪玉コレステロールという表現も、患者さんに理解しやすく用いることに何ら異存はありませんが、これらも生活習慣病における状況と癌における悪液質や飢餓における状況とでは、その意味も異なってくるはずです。すなわち、物質や事象を単に正か負か、ＡｏｒＢ、と単純化することだけにとどまらず、その背景にある複雑性にも、目と心を配りながら、しなやかで柔軟性のある思考を医療・医学で展開したいものだと思います。

さて、我が国においても数多くの著名な数学者がおられる中、異彩放つ人物に岡潔先生という傑出した「多変数解析関数論」の専門化であられる大数学者がおられ、私自身、学生時代に多くを学ばせていただいたことは、「はじめに」でも述べさせていただきました。このような「数学」という学問自体にはそれが深淵なものであることは言うまでもありませんが、一方で現実の環境をみると私たちの周囲には、多くの「数値」というものが存在しています。行政などをはじめとした「数値目標」、「偏差値」、果ては「内閣や政党の支持率」等など、それぞれにはその運用においての目標や目安になるものではありますが、私たちは、あまりにそれらに「雁字搦めに縛られすぎていないか？そしてそのことによって本質を見失っていないか？」と疑問をもたらずを得ないことも多く、最近その傾向はより顕著になってきていると危惧するのは私だけでしょうか？

医療の現場をみても、医療施設の症例数を中心とした「数値」にもとづくいわゆる「ランキング本」や「医師国家試験の合格率」などが巷に溢れています。これらを目標にすることにまったく異存はありませんし、これらの改善に並々ならぬご尽力をいただいている方々のご貢献には敬意をもつものではありますが、これら「のみ」を、もしくはこれら「自体」を単に目標として組織が動くこととなると、「数値」をあげることのみに重点がおかれ、ただただ症例を増やし、一方でリスクの高い患者は断られ、医療難民が増えることなども想定されるなど医療の質の低下が危惧されたり、また国家試験の合格率を上げることのみに重点が置かれると、合格する可能性の低い学生の対処に問題が出たり、さらには教育の現場で、国家試験に出る分野「のみ」の教育に重点がおかれ、前述した私どもがかつて学んだ、「教養教育」が「形骸化」してしまう可能性があり、またそれが現実のものとなっているように認識します。

研究においても、別のところでも述べたことがありますが、「有意さ」が高くなる、すなわちp値が小さくなることはその命題の「普遍性」をよりバックアップすることにはなりますが、必ずしも「事象の本質」自体、そして全体を示すものではないと考えます。統計学は手段としてきわめて有用で貴重なものであることは言うに及びませんが、臨床研究にしても基礎研究にしても、また臨床の現場においてもその事象や現象の本質を数値だけにとらわれることなく見つめる心を失いたくないものだと感じております。数値を目標設定の目安にしたり、評価の尺度としたり、また努力の原動力とすることに決して異議をはさむものではありませんが、それが強調されるあまりにそのこと自体が目的化して本質からもしくは本来達成されるべき本道から離れることを恐れます。

ＩＴ化、ＡＩの飛躍的進歩により、「デジタル化」の波は、とどまるところを知らず私たちの周りにあり、医療も含めその多大な恩恵を享受していることは確かです。ただ、例えば、音楽の世界でもＣＤの登場により、アナログの磁気テープ（カセットテープ）で音声を再生したときに聞こえる、高音の連続的な雑音「ヒスノイズ」がなく、レコードを購入しなくても、どこでも気軽に聴くことができるいわゆる「携帯性」にも富んでいるということでした。しかしながら、音のデジタル化も基本的には、0と1の信号の記録であり、音質はレコードより劣っていることも指摘されているようです。ここにおいても「高音質化」などの「質の向上」より「利便性」が優先されてきた結果が見えてきます。音楽をはじめ、芸術に直接、もしくはより質の高いツールで触れること、ヒトとの交流でも間近であらゆる雰囲気を感じつつ対面する、教育においても直接心を込めて指導しそれを受けることの大切さを実感しております。

医療の分野でも様々の技術の開発は目まぐるしいものがあり、外科の領域でもロボット手術をはじめとして、医療機器の進歩が私たちに多くの「利便性」という恩恵をもたらしておりますが、一方でそれを行う医師の「質の向上」を求めてゆくことが、さらに求められる時代になったのではないかと思います。

「二分論」の膨大な集積である「デジタル化」や「数値」自体は尊重しつつ、医師として、さらに社会人として、心の通った「アナログ」な柔軟性を今こそ認識すべき時にあると愚考いたします。

Ⅲ 「逆算思考」と「積算思考」と

国家や社会、そしてさまざまの組織が、ある期間をもって「目的」を掲げて、その「目的」に向かい「あらゆる分野」の総力を結集してこれに取り組むことは、単にその目的自体の成功を果たすことに留まらず、「あらゆる分野」の画期的発展をもたらすことは、数々の歴史の事象が示しています。米国における「Apollo Program（1961〜1972年）」は、単に人類が月面に着陸することに留まらず、通信、医療、防衛はもとより「あらゆる分野」に多大なる発展を招来致しました。このことは同じ米国の「Human Genome Project（1990〜2003年）」も同様であり、特に今日の医療・医学をはじめとしたさまざまの分野の発展に大きな貢献をしております。

さて、そのような「目的」をもって考え行動することに関して、「逆算思考」というものがあります。「目的＝ゴール」を設定して、それに対して逆算して行動を遂行してゆくことで「目的思考」とも言い換えられるかもしれません。これに対して「積算思考」というものもあります。これは、現在の状況から、一歩一歩行動を重ねてゆき結果を積み上げてゆく行動様式といえます。当然、様々の状況や命題に対し、これを使い分けることは大切ですが、そのためにもそれぞれ両者の特徴を認識することが重要と思います。後者の「積算思考」の望ましい例として私が思いつくのは、お百姓さんが田植えをしたり畑に種をまく作業をしたりする際には（最近ではかなり機械化されているとは思いますが）、全体（最終目的）がどれだけか、を見て作業をすると、途方もないことと認識してしまうと作業がしづらく、したがって、目先のことを「コツコツ」と積み重ねてゆくことの重要性を示唆する事例のように考えています。

一方、「逆算思考」の効用については多くの事例があるように思います。古い話で恐縮ですが、私が福岡での小学生時代に当時の「西鉄ライオンズ（現・西武ライオンズ)」に稲尾和久投手という、今でいうところの「スーパースター」がおられました。「神様・仏様・稲尾様」という名称でご存じの方もおられると思います。「伝説のプレイヤー」というサイトを参考に、稲尾和久投手について、まとめます。

1937年大分県生まれの稲尾和久投手は、別府緑ヶ丘高校から1956年西鉄ライオンズに入団し、1年目からいきなり21勝6敗、防御率1・06で最優秀防御率のタイトルも獲得し、新人王にも選ばれ、西鉄もリーグ優勝、日本シリーズも制しました。

2年目、3年目も大活躍、特に、3年目の1958年には3連敗したあと、自身の4連投4連勝という奇跡的な快投により3連覇を果たしました。

1961年には、スタルヒンが作った日本記録と並ぶシーズン42勝という超人的記録をうちたてました。

ただ、肩を酷使したことで実働年数は14年と短く、1969年に現役引退しました。145キロを超えるストレートと鋭いカーブ、スライダーなどで、勝負球から

「逆算して」配球を組み立てていく頭脳的なピッチングでした。

このように、稲尾投手は連投に次ぐ連投でこれらの記録を成し遂げたのですが、当時は金曜日がプロ野球選手の「移動日」なので、日曜日には多くは2試合が開催され（ダブルヘッター）、私自身、稲尾投手が1試合目に完投し、2試合目も勝てそうな試合で後半に登板した試合を幾度となく観戦し、応援したことを記憶しております。後に当時の三原脩監督が、病床であの昭和33（1958）年の対巨人、日本シリーズで「自分の都合で君に4連投を強いて申し訳なかった。」とわびると稲尾氏は、「当時は投げられるだけで嬉しかった」と答えたそうです。いずれにしても、この「不世出」の投手の神髄は「勝負球から逆算して配球を組み立ててゆく」という「逆算思考」であったことは、想像に難くないと思います。

また、少々余談ですが、稲尾和久投手に関して、安倍内閣時代の国会の予算員会で「奨学金」の議論がなされた際に、故 安倍晋三内閣総理大臣が、稲尾和久氏が高校で受けた奨学金をプロ野球契約金を得てすぐさま返金した際に、分割返金も可能であることを窓口で告げられましたが、のちに奨学金を受ける人の為にも一括で返金します、と述べて返金したエピソードを語っておられました。あれほどの勝負師でありながら人の心を打つ温かい心を持ち続けられた稲尾氏のお人柄がうかがわれる話でした。

さて、この「逆算思考」とは、身近なことから言えば、「今日1日をどのように行動するか？」ということから「1年の計は元旦にあり」というように「この一年をいかに過ごすか？」、また数年単位の「この学校生活をどのように生きるか？」など時間と環境の単位で「目的」を設定することであり、長い人生という視点からは、「死生観」という「死から生を見つめなおす」、「そのうえで我々はいかに生きるべきか？」と問うこともある意味においては、「逆算思考」なのかもしれません。さらにこのことは、「終末期医療」における、患者さんの「残された時間をいかに有意義に過ごしていただくか？」という命題にもつながるものでしょう。

私たちの周囲には、多くの「締め切り（Deadline）」などの時間的制約があり、それらを「目的」として日々生活していますが、一方で我を振り返りますと、外科医としての第一線を退いている身としても、私の信条としての「医師、一生学問」に基づいて、ささやかながらでも学び続け、また、余力がある範囲で、微力ながらでも社会に貢献してゆくことも大切ではないかと、まさに「積算思考」で日々精進してゆきたいと思っているこの頃です。

Ⅳ「医療安全文化」、「感染対策文化」、「私たちの文化」、そしてその先

医療安全文化

まず、ここで医療における「文化」について考えてみたいと思います。このことで、先ず何よりも想起されるのは、「医療安全文化」でしょう。医療に限らず、「安全文化」に関しては、様々な定義があるようですが、最も端的なものとして、「安全に関して組織成員が**共有**している態度、信念、認識および価値」（Coxらによる）があり、「医療安全文化」については厚生労働省の「医療に従事する**すべて**の職員が、患者の安全を最優先に考え、その実現を目指す態度や考え方およびそれを可能にする組織のあり方」とされております。いずれにしても、いかなる組織においても、上記下線の如く、ここでいう組織の「文化」というものは、その構成員の**すべてが**、**共有**するというあり方といえます。すなわち、いわゆる組織内にすべからく行き渡る「悉

皆性」が重要であるということだと思います。

さて、令和4年末にカタールで開催された、サッカー「FIFA World Cup Qatar 2022」は「アルゼンチン」の優勝で幕を閉じましたが、「日本代表」の素晴らしい「飛躍」的活躍も目を見張るものがありました。私事で恐縮ですが、かつてサッカーを少し経験した者としても、我らが「SAMURAI BLUE」とそれを支えてこられたすべての方々の素晴らしいパフォーマンスに感動いたしました。この「SAMURAI BLUE」は、もともとは、2006年のFIFAワールドカップドイツ大会のキャッチフレーズとして考案されたものであったそうですが、サッカー男子日本代表の正式な愛称となったのは2009年で、この時の「オフィシャルプレスリリース」には、『FIFAワールドカップを戦う日本代表チームは、今後、チーム愛称を「SAMURAI BLUE」として、その誇りを胸に、全身全霊で戦っていくことになりました。「SAMURAI BLUE」は誇り高く、フェアに、そして、負けることをよしとせず勝利への強い思いを持って戦います。そこには、世界にも知られた、戦いの場に挑む日本人にオリジナルで高度なメンタリティが存在します。日本代表チームのチームカラーである「BLUE」。それは「SAMURAI」の遺伝子の込められた「BLUE」であり、これこそが世界に伍して戦う日本代表チームのオリジナリティです。日本代表チームは、「SAMURAI BLUE」として、同じメンタリティを共有するファン・サポーターという仲間たちとともに、戦い世界を驚かせます。』とあります。

まさに今回の活躍は、ベスト8は逃したものの、その面目躍如たるものであったと確信します。グループ・ステージでのドイツ戦での劇的勝利に続くコスタリカ戦での敗戦の後、その敗因をしっかりと詳細に検討し、そのことがその後のスペイン戦の見事な勝利につながったであろうことは想像に難くありません。さて、「SAMURAI」、そして、「勝負をかける」という事から、思い出すのは、「**勝ちに不思議の勝ちあり。負けに不思議の負けなし。**」という言葉です。この言葉は、我が国の野球界に大きな功績を残した、故野村克也氏がよく口にした言葉でご存じの方も多いかとは思いますが、もともとは、江戸中・後期の肥前国平戸藩の第9代藩主で、剣術の達人、すなわち「SAMURAI」である、松浦清（別名：松浦静山）の言葉だそうです。彼は、17男16女に恵まれ、十一女・愛子は公家の中山忠能に嫁ぎ慶子を生み、この慶子が孝明天皇との間に明治天皇を生んでいるという事で、明治天皇の曽祖父にあたる方です（ウィキペディア参照）。

この「**勝ちに不思議の勝ちあり。負けに不思議の負けなし。**」という言葉は、剣術、野球、そしてサッカーなどの勝負の世界のみならず、我々の日常にも多く通じるもの、すなわち「勝ち負け」という事のみならず、「事の正否」という意味においても含蓄のある言葉とも思います。

不測の事態もしくは不幸な結果が招来した際には必ず何らかの原因が存在しており、このような事態は偶然起こったことではなく、すなわち「不思議」なものではないことから十分に詳細にその要因を省みることが必須であるということでありましょう。一方、何も不測のことが起こらず、また、物事が首尾よくいった場合でも、それは「たまたま」であり「不思議」に何も不都合なことが起こらなかったこともあり得ることで、他者に何かが起こった際にも「他山の石」として自身も十分に省みることの重要性を示唆したものと考えます。

このようなことは、医療現場でも「医療安全」「サイバーセキュリティ」「組織のガバナンス」などを含め多くの分野で問われていることで、この「勝ちに不思議の勝ちあり。負けに不思議の負けなし。」という言葉の意味を心において業務に邁進したいとの気持ちを新たにしたものでした。

感染対策文化

一方、今般の新型コロナウイルス感染症における組織、特に病院のあり方を考える際には重要な課題が多くありますが、そのひとつに、「感染防御」をいかに守り続けるか、という命題があります。「医療安全」でもそうですが、この「感染防御」も、組織のすべての構成員が意識と知識を共有して、その実現を目指す考え方と、態度が必須であり、仮に構成員の一部がその意識から逸脱していれば、その目的は覚束ないものとなります。そのような意味において、この「感染防御」も「医療安全文化」と同様に、組織としての文化、すなわち「感染防御文化」とするべきだと考えてまいりました。さらに福岡市民病院院長の職にある際には、組織内外での様々の情報を基に、迅速に感染防御の取り決めを日々進化させつつ、全職員にその方針を徹底することこそが、「感染防御文化」の醸成ならびに涵養と信じて運営してまいりました。

私たちの文化

一方、令和3（2021）年には新型コロナウイルス感染が懸念される状況できわめて制約された窮屈な中、「TOKYO 2020 オリンピック」が開催され、多くの日本人選手を含む世界のアスリートの活躍が我々を活気づけてくれました。またそれに引き続く「パラリンピック」も「オリンピック」以上に私たちに勇気を与えてくれました。勿論、これらの大会については、コロナ禍ということもあり、必ずしも国民一丸となっての開催とはいいがたいものもあり、責任ある方々の様々の判断が大変困難なことも察するに余りあり、いずれにしてもそれぞれのお立場において責任を全うすることの強い精神と姿勢が問われていたのだと思えてなりません。ご尽力いただいたすべての皆様に心から感謝申し上げます。

さて、そのオリンピックは、自国選手の活躍や挫折、そしてその際における姿や立ち振る舞いを通じて、自国の「文化」を知り、日々の生き方における元気や勇気を得る一方で、他国選手の活躍にも感動しつつ、自国ではあまり日常的でない他国のスポーツ文化の一面を知ることができる貴重な機会であるともいえると思います。様々なホストタウンでの子供たちの参加も含めた極めて限られた交流も彼らの一生の思い出となった事でしょう。

さらに、そのような様々の国家の教育や地域社会におけるスポーツの位置づけ、努力や鍛錬の重要性の評価、精神と身体との関係性の理解、そして試合結果の如何にかかわらない、勝者の態度と敗者（ルーザー）の美学、など自国の「文化」の可能性を再認識しつつ他国の人々に伝え、また他国のそれを認識しながら、相互の「国民文化」の意味を吟味して、人類の多様な可能性を学ぶ絶好の機会ととらえたいと思います。これらそれぞれの「文化」というものは悠久の時間を経て育まれたものであるでしょうし、また、今後も培われてゆくべきものでありましょう。

その様な「文化」という観点から、オリンピックとはやや話題は外れますが、これも昨年の米国野球大リーグの大谷翔平選手の大活躍は特に私たち日本人には、この上のない希望と勇気を与えてくれました。何より、彼の無駄のない美しい打撃の「かたち」はわが国の武道で引き継がれてきた「文化」を思い起こさせてくれます。更に彼のすばらしさは、高校時代に使った「目的達成シート」は有名ですが、それを引き続き実践し、単にグラウンド内でのプレイにおける勇姿にとどまらず、グラウンドのごみを拾ったり、「Next batter's box」のバットや備品を、そばにいるときには常にサークル内におさめてきちんと整理整頓したり、記者会見が終了して席を離れる際に、椅子を元の形にきちんと戻す姿も感動を与え、まさにわが国の「文化」の神髄を体現してくれているものと言っても過言ではないと思っております。わたくしが臨床研修医時代に手術室のスリッパをきちんと並べることで手術に臨む前後の姿勢を大切さや、その後に研究生活に入った際に、先輩の先生方から、実験器具を丁寧に洗浄して元に戻すことが、実験のデータの信頼性につながる事などを厳しく教わったことを思い出します。

わたしたちの培われてきた「文化」が、新型コロナウイルス感染症によりどう変貌するのかしないのか、寧ろ生活習慣や道徳も含めた「文化」が、この疾患の克服につながるのかつながらないのか、そのようなことが問われているようにも思います。世界、そしてわが国日本の明るい今後を見据えて、気持ちを新たにいたしたいと思います。そのようなことから、私が印象に残ったエピソードと珠玉の言葉と思っていることを紹介いたします。

リヨテ将軍と樫の木

モロッコが、さまざまの歴史を経て、フランスやスペインの保護領となった1912年にフランス領モロッコの初代総督となったウベール・リヨテ将軍の逸話を、元文化庁長官の近藤誠一氏から学びました。

このリヨテ将軍は「樫の木」が大好きで、庭に樫の木を植えたいと思い庭師に苗を植えさせようとしたところ、庭師は「樫の木は成長が遅く、今苗を植えても大木になるまでには100年かかる」と言って難色を示したところ、リヨテ将軍は「**それだったらなおのこと、時間を無駄にしてはいけない。今日の午後すぐ樫を植えな**

さい。」と命じたそうです。物事を成就させるには、それが時間がかかる、かからないに拘わらず、すべきことはすぐに着手することの重要性を表したエピソードで、米国の第35代大統領ジョン・F・ケネディが好んでこの話を引用したとのことです。

「たとえ明日、世界が滅亡しようとも、今日、私はリンゴの木を植える」

私が、群馬大学に奉職している期間に発生した、未曽有の大災害の東北大震災の際に、様々の困難と不便さがある中、教室として行うべき、医療、教育、社会貢献はもとより、研究も極力遂行すべく、自分自身にも言い聞かせるつもりで、研究室のあらゆる場所に、Martin Lutherの言葉で、作家の故 開高健氏もよく用いた言葉、"Even if I knew that tomorrow the world go to pieces, I would still plant my apple tree"「たとえ明日、世界が滅亡しようとも、今日、私はリンゴの木を植える」という言葉を掲示したことを思い出します。この名言も前述した、リヨテ将軍の言葉の精神に通じるものがあると思います。中世ヨーロッパにおけるペストの大流行の先に、Martin Luther を中心とした人々による「宗教改革」があったことを考えると、「東北大震災後」また今般の「Covid-19 パンデミック後」に「時間がかかる、かからないに拘わらず」に、どのような事態が招来するのかをしっかりと見つめつつ、私たちがするべきことには、「すみやかに」、「確実」に着手してゆくことが問われていると思わざるを得ません。

V　所属組織を信愛する個人と、個人を慈しむ組織と

さて私は、群馬大学を平成30年3月に退任し、その後、5年間福岡市民病院に5年間勤務して、Covid-19対応も含め、公的そして急性期病院の院長として、微力ながら責任を果たしてまいりました。そして、令和5年4月より、同じ福岡県の遠賀郡にあります、「遠賀中間医師会おかがき病院」の「地域総合支援センター長」として、令和5年秋の時点で何とか元気に勤務いたしております。

福岡市民病院の院長としての5年間には様々の得難い経験をさせていただき、その与えられた職責を果たすとともに、また、多くを学ばせていただいた機会でもありました。Covid-19の流行の初期、すなわちその実態が未知のものだった、いわゆる第1波の流行初期の時点から、通常の医療を極力維持しつつ、職員全員とともに一丸となって、状況に逐一対応してまいりました。そのような中、患者さんとその

の関係者、そして医療を守ることは当然として、この未知のウィルス疾患に対して、それぞれの場で懸命に、そして誠実に力を尽くしているあらゆる職種の職員とそのご家族も含めた関係者を病院として可能な限り守り抜く決意を示す必要があると考え、**図1**のような緊急メッセージを病院の各所に掲示いたしました。職員の中には、高齢者や、小児などの同居者の感染を避けるために、みずから秘かにワンルームマンションなどを借りて勤務している人もいて、その尊い使命感、病院組織を大切に思う信愛の心、そして「家族愛」に大変感銘して感謝の気持ちでいっぱいでした。また、それを知った時には、速やかに病院として対処し、また奇遇で有り難いことにその時期に近隣の不動産会社からご親切にも、部屋の提供を申し出ていただいたことも有り、心から感謝したことも思い出されます。

また最近、医療現場での、医療従事者に対する傷害事件などが報道され、また当院内では、大事には至ってはおりませんが、患者さんからの暴言など報告を受けることもあり、ここは是非、職員と医療環境を厳重に守るべく、その予防対策と同時に決意を表明すべきと考え、**図2**のようなメッセージを発出し、院内に掲示いたし

図 1

福岡市民病院病院長緊急メッセージ

新型コロナウイルス感染症に関して、わたしたちは、

1．患者さん、そのご家族や関係者をまもります。

2．すべての職員、そのご家族や関係者をまもります。

3．病院の組織と業務環境、そして医療をまもります。

これらを実践するために、皆様おひとりおひとりの
院内ルールの遵守とご協力を切にお願い申し上げます。

令和2（2020）年4月
福岡市民病院病院長

図 2

病院長　緊急メッセージ

最近、医療機関におけるさまざまな傷害事件などの発生の報道があります。

当院では、患者さんが安心して医療を受けていただく環境整備は当然のこととして、そこで働くあらゆる医療従事者の安全も万難を排して守り抜く決意です。

何か、ささやかなことでもお気づきのことがありましたら、速やかに「＊＊＊」にご相談ください。

安全で安心できる環境の確保こそが、適正な医療を提供できる場であります。すべての皆様のご協力を切にお願い申し上げます。

令和4（2022）年6月
福岡市民病院　病院長

ました。

当然のことながら、病院長として、まだまだ足りないことも多々あったことは確かで、忸怩たる思いもありますが、病院の社会的使命をまっとうするとともに、そこに集う一人一人の職員の職場での活躍と発展、さらにそのさらに先にあるご家族や関係者、そして彼らの人生にも心を置いて運営にあたってきたつもりです。

そのような中、きわめてささやかなことかもしれませんが、Covid-19の感染者数の波が上昇している時だったと思いますが、私が会議での外出から病院に戻っているときに、日頃からとても誠実で明るい、病院の臨床検査部長が、病院の前の道に面した膝の高さほどの植え込みの柵に座って、何かをしている姿に遭遇しました。通常の検査に加え、PCR検査で多忙を極めている状況の中で、日頃から勤勉で有能な彼がこのような所でどうしたのか？と怪訝に思い、何をしているのか尋ねたところ、「今、PCR検査を回していて、その他の検査も一段落しているので、PCR検査の結果が出るまでの束の間の時間、少し余裕ができたので草取りをしています。」との答えでした。一見平凡な会話と思いますが、私にとっては、このようなささやかな行動の中に、何かとても大切でかけがえのないものを教えられた思いが致しました。この人物には心から「わが病院」を信愛する確固たる信念があるということを。またこのエピソード以外にも私が気付かない多くの「自分が所属する病院に対して心を尽くしていただいていること」は多くあると思います。

一般に、企業体などの組織は、近年までは、いわゆる「年功序列」や「終身雇用制」などが主流でしたが、最近は、「成果主義」や「雇用の流動化」など、企業と個人の在り方も変化し、DX（デジタルトランスフォーメーション）戦略にも関連して「リスキリング、re-skilling（学び直し）」などの推進も図られております。さらには、企業は、株主のためにあるのか？または職員のためにあるのか？などの議論もしばしば見受けられます。勿論、ともに大事なことは当然でしょうが、私はこの領域の専門家ではないので、踏み込んだことを申し上げることはできませんが、いずれにしても、「組織がその構成員を大切に信じ愛すること、そしてそこに属する個々人がその組織を信じて貢献すること」という「双方向的関係」が肝要なことであることは疑いのないことではないかと愚考いたします。それは、「個人対企業」、という関係のみならず、「個人と家庭」、「個人と地域社会」、「個人と組織」、「個人と国家 e.g. 日本」、「個人と国際社会」、「個人と人類」、「個人と他の生物も含めた自然環境」、そして「個人と歴史をつないできていただいた過去のひとびと」と多くの関係において、決して「排他的になることなく」大切にすべきことと信じるものです。

このことは、自身が門をたたいた、教室や病院、また現在所属する、もしくはかつて所属し、またOBとして関与する「組織と個人の双方向的関係」にも言えることではないかと考えます。

いかなる組織でもそれが、そこに集う個々人の組織への深い敬愛の念と誇りにもとづいた並々ならぬご努力のもとに発展し、一方で、組織が全力でそれぞれの個々人の活躍と発展、そして幸福な人生のためにご尽力するがことが、私たちの国家社会にとって基本的に重要だと考えます。

VI　腫瘍とヒト、そして感性

私の大学院時代の恩師、九州大学病理学教室の 故 遠城寺宗知先生のご著書「腫瘍病理学講本」、腫瘍学総論の中で、

「tumor（新生物neoplasm）とは体細胞が自律的に過剰増殖して出来た組織の塊である。その定義 definition を厳密かつ明確に下すことは極めて困難であるが、その表現には次に掲げるWillis の文章が最もよく利用される。

“A tumor is an abnormal mass of tissue, the growth of which exceeds and is uncoordinated with that of the normal tissues, and persists in the same excessive manner after cessation of the stimuli which evoked the change”

自立性 autonomy とは、個体を支配する生物学的規律に従わず、独自に勝手

気ままに振舞うことであり、したがって腫瘍の増殖は無秩序 orderless、無目的 aimless であり、しばしば無制限 endless である。更にいったん得られた増殖性は元にもどらない。すなわち不可逆的 irreversible である。」

これら、(1)「自立性」、(2)「無秩序」、(3)「無目的」、(4)「無制限」、(5)「不可逆的」などの腫瘍の特性は、その程度が増す程にいわゆる「悪性度」が高くなるのが一般的です。

昨今の地球や社会における「ヒトのふるまい」を見ていると、自然や社会に対して、独立した「自立性」をもっていると思い込み、「我欲」のもとに、自己の存在のみを主張し、「無秩序」「無目的」「無制限」に、あたかも個体やその組織環境における「腫瘍細胞」のごとく振舞っているかのように思わざるを得ない局面にしばしば遭遇します。このことはひいては、組織を国家社会を、そして地球をむしばむことにならなければ、と危惧をいだくのは私だけではないように思います。「海女さん」が、海の資源を枯渇させないために、酸素ボンベは使わずに乱獲を防ぎつつ生業を営んでいるということを仄聞したことがありますが、自然との調和の知恵でありましょう。まさに、サステナブル(sustainable)「持続可能」な環境との向き合い方で、このような姿勢は私たちも見習うべきことのように思います。いずれにしても、私たち人間が、個々人の自我を大切にし、そのお互いの尊厳を尊重しつつ、「腫瘍的存在」ではなく、あたかも「健康体の生体内での様々の調節機構」のごとく「秩序」「目的」「制約」「可逆的」「柔軟性」をもって、自助、共助、公助の精神のもとに社会に「同化」することを、このような視点からも今一度考えてみたいものです。そしてそれには、それぞれの個々人が与えられた社会的立場や専門性に加えて、ゆるぎない社会観、倫理観そして歴史観が不可欠と感じております。

少し時間が経過しましたが、平成25年1月の大学入試センター試験の「国語」の現代文に、私が敬愛する「故 小林秀雄氏（1902~83年）」の刀剣の鐔《つば》の美しさが語られた評論「鐔《つば》」が出題されました。うわべだけの筋書きで読むと、場合によっては逆の解釈になる恐れもある氏の評論ですが（私の理解力が足りないだけかも知れませんが）、この文章を大学入試センター試験に採用したことへの意見は、難易度も上がったことも相まってさまざまのようでした。思い返せば、私どもの世代が受験期のころには、小林秀雄氏の文章は、故 亀井勝一郎氏と並んで試験問題の定番でした。以来、多くの小林秀雄氏の文章に私自身、慣れ親しみ愛読してきた者として、大変興味深く、早速、問題を読み回答を試みつつ、受験期のころの自身を思い出しながら、懐かしい想いに浸ることができました。氏の評論は、読み解くのに難解な部分も多くありますが、一方で、「端的」に表現される文章もあり、難解な中であるからこそ、その「端的」な文章が際立っているのだと思います。たとえば、

「上手に語れる経験なぞは、経験でもなんでもない。はっきりと語れる自己などは自己でもなんでもない。」(「カラマーゾフの兄弟」)

能楽の世阿弥の美に関して

世阿弥が美というものをどういう風に考えたかを思い、其処に何の疑わしいもの

がないことを確かめた。「物数を極めて、工夫を尽くして後、花の失せぬことを知るべし」

「美しい『花』がある。『花』の美しさというものはない。」(「当麻《たいま》」)

など、珠玉の文章の数々があります。前述した、「鐔《つば》」文章の中に

「誰も乱世を進んで求めはしない。誰も、身に降りかかる乱世に乱心を以って処することは出来ない。人間はどう在ろうとも、どんな処にでも、平常心を、秩序を、文化を捜さなければ生きて行けぬ。そういう止むに止まれぬ人心の動きが、兇器の一部品を、少しずつ、少しずつ、鐔に仕立ててゆくのである。」

とあります。

私にとって、感性を研きつつ、「秩序」「目的」「自己規制(self-regulation)」「柔軟性」を保ちながら、医療に、学問に、そして社会生活を送ってゆきたいと考えた、エピソードでした。

Ⅶ 「眼光炯炯《がんこうけいけい》」

私が主催させていただいた、第117回の日本外科学会定期学術集会の会頭講演をはじめとする機会や本書でも引用させていただいている、私が物を考える際の心構えとしている言葉に、故 小林秀雄氏による、「物を考えるとは、物を掴んだら離さぬということだ。画家がモデルを掴んだら得心の行くまではなさぬというのと同じことだ。」(「考えるヒント」「良心」)という言葉があります。

私は、九州大学第二外科から、昭和55年4月から昭和59年まで、大学院生として、第二病理学教室、遠城寺宗知教授のご指導を仰ぎました。当時は、助教授室に恒吉正澄先生(後に九州大学病理学教授)、第5研究室に豊島里志先生(後に北九州市立医療センター院長)、第6研究室に橋本洋先生(後に産業医科大学病理学教授)、第7研究室に岩下明徳先生(後に福岡大学筑紫病院病理部 教授、福岡大学筑紫病院 院長)という錚々たる先生方がおられ、私の専門が消化器外科ということで、岩下先生のもとで学ばせていただきました。岩下先生は「虚血性腸炎」や「特発性腸間膜静脈硬化症」など**「虚血性腸病変の病理」**においては、国内外に冠たる業績をあげられた方です。先生は普段は穏やかで優しい、慈愛にみちた目をしておられましたが、いったん病理診断、また学問される時となると一転して、鋭い眼光のもと、いつも的確な診断と、研究を遂行されていました。まさに、**「眼光炯炯」**たる眼差しでした。この**「眼光炯炯たる」**を英訳すると「having **penetrating** eyes」となり、本書の「うがった見かた」の本来の意味に対する英訳のひとつ、すなわち「**penetrating** remark」にも通じるものでしょう。

さて、病理学教室での大きな業務に一つが、お亡くなりになられた患者さんのご遺体の病理解剖をおこなうことですが、最初は、見学に始まり、次に手取り足取りご指導をいただきながら学びつつ業務を遂行し、ある程度慣れたところで、自身で解剖から診断まで行い、そのうえで上級医のチェックをいただき、そして「所見会」で臨床科の先生方を交えてディスカッションして、最終診断に至ります。その、自分自身でようやく解剖を始めたころのことです。婦人科の患者さんで女性器に癌があり、放射線治療などが行なわれましたが治療の効なくお亡くなりになり、病理解剖を私が担当し、臨床診断どおり女性器の癌の診断で整理して「所見会」に向けて報告書をまとめ、上級医の岩下先生にチェックをしていただいた際のことでした。一緒に顕微鏡を見ていただいているとき、日頃から鋭い岩下先生の眼光が、一段と鋭さを増し、「桑野君、この方の胃は異常なかったの？」と問われ、臨床でも異常は診断されておらず、自身で患者さんの全身を系統的に視た際には胃の異常には気づかず、そのように申し上げました。「もう一度胃の状態を視てみよう」ということで、夜中に再度ホルマリン固定液の中から消化管を取り出して、胃をよく観察したところ、胃にきわめて平板状で分かりにくいものの、確かに病変様の隆起と壁の肥厚があり、その部を切り出して、検査することとなりました。そして急いで作成した標本を検鏡したところ、あにはからんや、胃癌の診断となった次第です。婦人科臓器は放射線治療が施行され、腫瘍細胞も形態に変化をきたしている状況の中、顕微鏡所見から胃癌を疑い、またそれが見事に的を得たものであり、最終的に「胃原発の癌の婦人科臓器への転移」という内容の最終診断となり、自身の未熟さとともに、岩下先生の慧眼に度肝を抜かれたことを今も鮮明に記憶しております。そしてこのことを自身の戒めとして、その後精進を重ねてまいりました。

またある時、胃の生検標本を私が担当して、そこには癌細胞が存在しておらず、その旨のレポートを書き、先生にチェックしていただいた時、「桑野君、この標本の中には癌細胞は存在していないが、**間質**の像がおかしい」、として、“Re-examination is recommended”と訂正され、実際に数日して送られてきた再検後の標本で胃癌の診断となったことを、まざまざと記憶し、その時に、「癌組織は、癌細胞と間質から構成されている」という当たり前のことを改めて実感し学んだことを鮮明に想い出します。**癌間質**は今日では、様々の免疫反応、Immune checkpoint・免疫治療、さらにはCancer Associated Fibroblast (CAFs がん関連線維芽細胞) などできわめて注目をされておりますが、形態学的診断においても極めて重要であることを当時から叩き込まれました。時を経て、外科のカンファレンスにおいて、直腸隆起性病変に対する局所切除の標本が提示され、粘膜下に腺組織があり、浸潤の疑いもあり、担当医から更なる治療としての直腸切断術（永久人工肛門を伴う）の可否を尋ねられた時、その局所切除標本の病理組織における粘膜下層の腺管に異型が乏しく、また間質が癌のそれとは違うのではないか（かつて病理学教室、ならびに岩下先生から教わった、**癌の間質**のことがずっと頭にありました）、ということで議論となり、結果的に「直腸粘膜脱症候群（mucosal prolapse syndrome: MPS）」のひとつの亜分類である、「深在性嚢胞性大腸炎（colitis cystica profunda: CCP、直腸粘膜下に粘液嚢胞を形成し隆起性変化をきたす非腫瘍性の良性疾患）」という診断となり、直腸切断術を回避することとなりました。厳重な経過観察でその後も異常は見られませんでした。

九州大学病理学教室では、私がご指導いただいた遠城寺宗知先生の師であられる今井環先生が、**「CPL分類」**すなわち、癌腫の組織学的発育状況の基本型を非簇出《ぞくしゅつ》発育、簇出発育（C）および脈管内発育（L）の三つに分け、これらに間質の状況を取り入れて反応性のものと無反応性のもの（P）を区別し、その各々を0〜3度に分けた部類（遠城寺宗知著、「腫瘍病理学講本」、九州大学出版会）で、このようにかなり以前から、**癌間質**に着目されていた教室の伝統に感銘を覚えております、

眼光炯炯たる岩下明徳先生にまでにつながる多くの先達の先生方のご業績とご尽力にもとづいたこの病理学教室で学ばせていただいた経験は、４年間という期間ではありましたが、心からの感謝の気持ちをいだくと同時に、私の誇りでもあります。

Ⅷ　目に見えるもの、見えないもの

最近、「可視化する」、「見える化する」などの言葉が、昨今広く使われております。様々の分野において可視化と見える化は、いずれも「運用上の見えない情報または見えにくい情報を見える状態に整え、必要なときに見られる状態にしておくようにすること」という点では共通していますが、可視化には情報を見ようとする意志が伴うのに対し、見える化は意志とは関係なく見える状態にするという点で少し意味が異なるようです。いずれにしてもこのことは、様々の事象やデータなどをより実感しやすくまた、共有しやすくすることで、重要な考え方と思います。

さてここで、目に「見るもの」「見えないもの」について考えてみたいと思います。

私が平成10年に群馬大学に赴任した時に、群馬県立がんセンターの院長に、長廻

紘 先生という消化器病の大家がおられました。先生は東京大学のご卒業で、東京女子医科大学教授を経て、群馬に赴任されておられました。先生の長きにわたる消化器、特に大腸内視鏡検査の膨大なご経験から、数々の至言がありましたが、その中で私の最も心に残った言葉に、「**在るから見えるのではない、見ようとするから在ることがわかる**」があります。消化管内視鏡検査において、ただ漫然と観察するのではなく、しっかりと「**見ようとする**」姿勢を示されたものだと思い、このことは、あらゆる診断学においても重要であるばかりでなく、医療を超えて、多くの分野、社会の観察、芸術の鑑賞にも通じるものがあるでしょう。故 小林秀雄氏の言葉の中にも、「物を考えるとは、物を掴んだら離さぬということだ。画家がモデルを掴んだら得心の行くまではなさぬというのと同じことだ。」とあります。かなり以前に故 柳家小さん（五代目）師匠の落語を鑑賞した際に、はじめはとても声が小さく、観客が全員身を乗り出して聴き入り、会場全体が「一体化」して集中して「**聴こうとする**姿勢」となり、噺の内容の素晴らしさとともに、その見事な話術に名人芸を感じたものでした。

「見ようとする」「聴こうとする」「感じようとする」積極的姿勢の大切さがここにあります。

一方で、

わたくし自身、平成10年5月に九州大学から、群馬大学外科学教室に赴任し、平成30年まで群馬大学にお世話になった者です。浅尾先生は、私の赴任の翌年に、福島県立医科大学外科学教授になられた、竹之下誠一先生の後を受けて、助教授になられ、その後長きにわたり、教室を、そして私自身を公私ともにお支え戴きました。この間、外科診療では、大腸外科を中心として、内視鏡手術のわが国のトップリーダの一人として活躍されました。また基礎研究として、糖鎖、sugar chain の研究に精力をつぎ込まれ数多くの業績と若手研究者の指導に当たられ、企業とも協力して、その臨牀応用を模索してこられました。群馬大学病院内にあっては、現在では広く普及しておりますが、「外来化学療法センター」を世に先駆けて、当時、「外来点滴室」としてその設立に尽力されました。また今ではこれも一般的ですが、栄養サポートチーム「NST」の早くからの立ち上げ、そしてその活動にも力を尽くされました。このような、群馬大学医学部、附属病院そして医学・医療への深い思いが、その後の、「がん治療臨床開発学講座」、「ビッグデータ統合解析センター」、「先端医療開発センター」、そして「数理データ科学教育センター」の責任者としての足跡を踏んでこられたのだと思います。

また、浅尾先生は、教育に極めて力を注いでこられました。アニマルラボ、ドライラボ、Kids Seminarも、全国に先駆けて始められ、私とともに、様々の工夫をしつつ、進化させていただき今日に至っております。そして、そのことをわかりやすく動画も付けて、「らくらくマスター」シリーズとして、「外科基本手技」、および「超音波ガイド下中心静脈カテーテル挿入トレーニング」として上梓され多くの医学生、若手外科医の教育に尽力されました。これらの出版において、その監修をさせていただき、「外科基本手技」の「監修の言葉」として書かせていただいた拙文ですが、その一部を紹介させていただきます。

すなわち、

「監修の言葉」

外科医にとって必要な要件は、warm heart（暖かい心）、cool head（十分な知識に基づいた冷静な判断力）とskilled hands（鍛錬された技術）と信じ、自分自身に言い聞かせ、そして後に続く若い医師に伝承している。

（中略）

医学部の教員に限らず、医療に携わるものの使命は、「教育」、「研究」、「診療」であることは言うまでもない。「研究」の評価は、その業績で、また「診療」の評価は、経験症例数や専門医の修得などで、客観的に評価することが比較的容易である。しかしながら「教育」という分野は、その客観的、数値化した評価になじみにくい。したがって人によっては、前二者に重きを置いて日常の活動にあたることが多いのも事実である。しかし逆を言えば、「教育」に力を傾注する人こそ、己の目先の目に見える評価のみにとらわれずに「誠実」に医療に取り組んでいる人物とも言えよう。著者の浅尾高行博士はまさにそのような「好漢」であり、その高い研究業績と臨床力に基づいて教育に情熱を傾注している。

読者の皆様、特に医学生、研修医、そして外科を志した若者、さらに外科教育に携わる方々にその「熱情」が伝わり、本書に基づいた外科学の教育と習練が世界に冠たる我が国の外科学の礎となることを切望するものである。

―「かんじんなことは、目には見えない。」サン＝テグジュペリ「星の王子様」より―

と浅尾先生への尊崇の思いを持って書かせていただいたのを懐かしく想い出します。

目に見える、見えないに拘わらず、心を尽くして、柔軟、かつ真摯に物事を見つめて、行動してゆくことが大切なのではないかと思っております。

Ⅸ 「外科学、もう一つの使命」

私は、平成29（2017）年4月27日から29日まで、「第117回日本外科学会定期学術集会を開催させていただく光栄に浴しました。

その日本外科学会の会頭講演でも述べたことの一部ですが、「外科学のあり方」に関する一考察を述べてみたいと思います。

外科学の最近の発展は目覚ましいものがあることは衆目の一致するところであります。外科治療においては、鏡視下手術に代表される、所謂「低侵襲手術」の進歩は患者のQOLに大きく寄与しています。しかしながら、「外科治療」というものは、いかに「低侵襲」であるとしても、何らかの、幾許かの負担を生体にもたらすこともまた事実であります。

外科手術は、例えばがんに対する根治性などを目的とする一方で、その手段たる治療は可能な範囲で「低侵襲化」を図ることが求められており、その客観的指標としての予後や患者ＱＯＬの面からの評価がなされています。確かにこれは外科学の一義的目的であり「王道」であると考えられます。しかしまた一方で、「外科学」を通した「医学」の発展には、その多少を問わず外科による「侵襲」や「臓器切除」によって、その「欠損」から浮かび上がってくる「真実」からもたらされた数々の輝かしい研究成果が大きく寄与していることも真実です。

外科医として初のノーベル賞受賞者の Emil Theodor Kocher は多くの全摘術も含む甲状腺手術を施行し、術後患者の丁寧な観察を行い、初めて甲状腺の機能がより明らかとなりました。そしてノーベル賞の受賞理由は「甲状腺の生理学・病理学および外科学に関する研究」でした。また胃全摘後の病態の一つの所謂以前の「無胃性貧血」「悪性貧血」から、胃の造血能への何らかの関与が示唆され、その後の「内因子」や「ビタミンＢ$_{12}$」の存在の発見へとつながってきました。

このように私たち外科医は患者ＱＯＬを重視した目前の疾患の治療を一義的目的としていますが、一方で、手術によってもたらされる臓器の欠損や損傷にも謙虚に目を向けることも、もう一つの責務と考えます。

太陽の光が陰った後の夜空に満天の星の存在がわかるように

青いお空のそこふかく、海の小石のそのように、夜がくるまでしずんでる、昼のお星はめにみえぬ。見えぬけれどもあるんだよ、見えぬものでもあるんだよ。

ちってすがれたたんぽぽの、かわらのすきにだァまって、春のくるまでかくれてる、つよいその根はめにみえぬ。見えぬけれどもあるんだよ、見えぬものでもあるんだよ。

（金子みすゞ「星とたんぽぽ」）


（「臨牀と研究」「青ページ」、95巻1号、一部改変）

X　文字は手段としての単なる信号ではない

―『「つかの間」の遭遇と「とわ」の想い』に寄せて―

以前、私が福岡市民病院に奉職しているときのささやかな経験を雑誌に書かせていただき、その経験を通して、我が国の「文字」に関する想いがよみがえり、様々考えたことを以下書かせていただきます。まずはその私の文章の一部です。

令和元年の秋も終わり冬の到来が間近な頃、とある全国の病院の集会で大阪の堺市を訪れました。当日の夜に福岡でも会合があり、慌ただしく福岡への帰路に就く途上、新幹線に乗車すべく、大阪駅から新大阪駅の列車に乗り換える際のことでした。丁度列車が止まっておりドアも開いていて今にも出発しそうなので、あまり確かめることもなく、列車に飛び乗ろうとしたとき、ドアの前のホームに中学生か高校生くらいの男の子がいたので、とっさに、「新大阪行きですね!?」と言いながら、列車に駆け込みました。その子も急なことで、慌てて頷いた様に思われました。そして乗車した後、まだ開いていたドア越しに私が御礼の頭を下げているときに、彼は、自分の両方の耳を指したあと胸の前に両手で腕を交差させたのです。自身を聾唖であることを表現したのだと思います。わたくしは、申し訳なかったと思うと同時に、瞬時に車内の電光表示に「新大阪行き」とあったことを確かめたうえで、彼には直接見えないけれども車内のその表示の方向を指し、そして両手で大きく丸を示して、頭を下げました。それに応じたのか、彼は心からの安堵の気持ちを、笑顔とともに両手を胸に合わせて表してくれました。私は何度も何度も荷物を床に置いたまま頭を下げました。そして、しばらくは彼の爽やかで透き通った素朴な笑顔が頭からはなれず、何故かどこからか涙が出てきて、それがしばらく止まらず、それとともに彼の永い人生が素晴らしいものであってほしいと祈らずにはおられませんでした。車窓から涙にうるむ晩秋の残照を見ながら、30秒にも満たない瞬間でしたが、少年と永く心に残る貴重な時間を共有できた幸せに心から感謝したひと時でした。

彼との瞬時の心の交流に感謝するとともに、同時に日頃から気になっていたことが再び甦ってまいりました。それは『しょうがいしゃ』という文言です。以前私は、「障害者」という文言が先ずあって、その「害」という字が適切でないので「障がい者」と表現することが多くなったものかと誤解しておりました。しかしながら本来の文言は、「障碍」もしくは「障礙(正字)」とされるべきものであることを知りました。「礙」とは、「石に進路を遮られている」意味であり、すなわち、「障」も含め、これらは「さしさわりがある」や「さしつかえる」という意味とのことであり自身のことに関する「自動的」もしくは「一人称」的なものであり、「害」は「傷害」、「有害」や「害虫」など、他に対する「他動詞」的なものであり、「しょうがいしゃ」を表現するには不適切な漢字と言わざるを得ません。なぜこのようになったかというと、先の大戦後の動きの中で、漢字を廃止、もしくは制限する方向性の中で、当時の「当用漢字」の数がいちじるしく制限されたようです。「礙」も「碍」も例外なく外れ、その「書き換え」として、あろうことか発音が同じである「害」という字が充てられた、という極めて不適切と思われることとなってしまいました。「障害」の表記に関しては、平成22年11月22日付けの内閣府の検討結果や、平成30年11月22日の文化審議会国語分科会の確認事項として、その経緯や議論について詳細に述べられており、様々な考え方や見解があり、また「常用漢字」が無制限では混乱を招くなど、字数制限がなども課題として挙げられているようです。ただあくまで私見ではありますが、本来の意味を表す文字については、忠実であるべきであると思います。

（『**つかの間**』**の遭遇と**『**とわ**』**の想い**」九大医学部同窓会誌学士鍋第195号、令和2年6月「巻頭言」より引用）

このように「当用漢字」そして今日の「常用漢字」の制限による本来の漢字の起源や意味からかけ離れてしまったと思われる事例は多々あるようです。一般的に「文字」は様々に分類がされていますが、わが国には、「表音文字」の中の一つの文字で音節を表す「音節文字」である(1)「**平仮名**《ひらがな》」と(2)「**片仮名**《カタカナ》」が、また(3)「**アラビア数字**」のような、ひとつの文字が意味を表す「表意文字」、そして、ひとつの文字が、「語や形態素」、すなわち発音だけでなく同時に意味を表す「表語文字」である⑷「**漢字**」という4種類の文字を使いこなしていると言えます。また漢字の中には、日本で作られた「国字」である「和字」または「和製漢字」もあることを知りました。たとえばお寿司屋さんでよく見かける魚の名前で「鰯《いわし》」、「鱚《きす》」などなど、身近な文字では「峠《とおげ》」、「躾《しつけ》」など、さらに医療の関係では、「腺《せん》」、「膵《すい》」、「癪《しゃく》」など多くの「和字」が作られ存在し、また使われています。いずれにしてもこの「漢字」というものは、意味を表すということを考えるとそのことに忠実な使い方は、基本ではないかと強く思うものです。

前述した、「障碍者・しょうがいしゃ」の例だけでなく、本来の意味から外れて、当て字または代用字が用いられている例はほかにもかなりあるようで、加藤俊英氏のコラムから学びました。すなわち、

「挌闘」は「格闘」になる。「反撥《はんぱつ》」は「反発」、「苛酷」は「過酷」、「陰翳《いんえい》」は「陰影」。音はおなじだけれど意味はちがう。たとえばおたがい手で取っ組み合いをするから

手ヘンの「挌闘」なのにわけのわからない「格」という字で勝負なんてオカシイと思いませんか。列挙してゆけばキリがない。新聞もまた新聞協会がつくった基準をもとにして各社ごとの規則で漢字使用のキマリをつくっておられる。わが産経新聞にも用語基準があるにちがいない。NHKだけでなく報道機関ぜんぶが漢字の使用を自己規制しているのだ。

それはそれでいいだろう。だが、わたしが不審におもうのはめったにつかうことのない漢字が堂々と「常用漢字」のなかにはいっていることだ。たとえば「真摯《しんし》」の「摯」の字、「諮問」の「諮」の字、「遺憾」の「憾」、「隠蔽《いんぺい》」の「蔽」。こんなめんどうな漢字はわれら日本国民にとって日常につかう「常用」であろうはずがない。

（中略）

むかし印刷所で鉛の活字を使用していたころは何万という漢字のすべてを用意することができず、使用頻度のすくない字は職人が手作りで苦労していた。だからできるだけ漢字をすくなくしよう、というのは当然であった。

しかし事態は歴史とともにかわった。いまではどんな漢字でも電子的に、引き出すことができるからである。

加藤俊英氏 産経新聞コラム「正論」２０１９年9月23日

なるほどと、納得する貴重な情報であり、今一度、「文字」という我が国の貴重な文化を、「単なる伝達の手段」という利便性を超えて、大切に保持してゆくことの重要性を実感し、更なる検討をしていただきたいと念じております。

そのことに関連し、ある新聞記事が目に止まりました。朝日新聞・２０２２（平成４）年7月21日付の「今日行く・探求明日への Lesson」「九州大学入試試験から模倣と創造を考える駿台予備校講師・池尻俊也さん」（藤生京子氏）です。２０２１年九州大学「国語」（前期日程、文学部など4学部）の「問」で、文化人類学者・今福龍太さんの「宮沢賢治デクノボーの叡智」から抜粋した、「冒頭、古代ギリシャ哲学で『模倣（ミメーシス）』（動作や形態を模倣して自体の身体に写しとり再現すること）が議論されたと書き起こし、次いで20世紀の思想家ベンヤミンが模倣の能力の発生について、文字をもつ以前の時代までさかのぼって書いたことが紹介されます。」その中にも出てまいりますが、この「宮沢賢治デクノボーの叡智」今福龍太 著（新潮選書）の「II　模倣の悦び　身体的ミメーシスの技法」に、以下のような文章があります。

「現代のデジタル化した社会では、文字とは情報伝達のための記号的符牒にすぎません。文字を身体的ミメーシスの帰結として捉えるような感性は、いま急速に失われようとしています。宮沢賢治を読み、彼が創造しようとする世界に触れることは、彼の想像力だけでなく、彼のことばそのもの、彼の書きつけた文字そのものの『模倣性』を、私たちがなぞり、身体的なミメーシスの感覚によってたどりなおす行為でもあるのです。賢二はそのような深い模倣の実践を、読み手である私たちに誘いかけています。模倣（ミメーシス）の悦びを感じなさい、真似することこそ『真似《まね》ぶ』（＝学ぶ）ことの始まりにして終着点なのだから、と」

このデジタル社会において、文字を実際に手で書く機会が乏しくなった、すなわち「文字そのものの『模倣性』を、私たちがなぞり、ミメーシスの感覚によってたどりなおす行為」が少なくなり、文字そしてその模倣性が実感されづらくなっていることは確かです。

今はまさに、いわゆる「デジタル時代」であり、またその目覚ましい進歩がそこにあるからこそ、「文字は、単なる伝達の信号ではなく、永い歴史と人々の深い心が体現されている『文化』そのものである」という想いと、「我が国の漢字も含めた、4つの文字形態をさらに大切にすべきである」との気持ちをより強くしています。

XI　父が教えてくれた

この本を書かせていただく、「II　そして『雑考』」の最終項となりました。本稿では、お許しいただき、いささか個人的なことを最後に書かせていただきます。

以下の、文章は、群馬の上毛新聞社が、市民の健康に資するべく様々な最新の医療情報を掲載し、定期的に発行していた「健康通信」の「リレーエッセイ」に私が群馬大学に奉職中の平成17（２００５）年に書かせていただいた拙文です。

『晩秋の残照』

古武士然とした老人は、晩秋の残照を窓からのぞむ外科の病室で瞼を閉じ、病床にひとり横たわっていた。病名は告げられていないが、自分の死期を達観したように安らかな表情であった。しかし時折、口元を引き締め、心の中の何かと闘っているように見える時もあった。

昨日の外科病棟の総回診は、教授をはじめ、すべての外科スタッフが病室を訪れた。教授が丁寧な口調で容態を尋ね、それに対し言葉数は少ないが、老人は適宜受け答えをしていた。そこには饒舌ではないが感謝の意も含まれていた。しかしながら、この間老人の瞼は終始開かれることはなかった。回診が終了した後、その長男で病棟スタッフの外科医でもある医師は再び病室を訪れた。そして教授をはじめとして多くのお世話になっている外科の先輩や同僚が訪室したのにも拘らず、ずっと眼を閉じて応対したことに対し、父親を激しく叱責した。しかし老人は何も答えず、相変わらず瞼を閉じたままで顔色も変えずに元の表情のままでいた。老人はその年の冬、あの世へと旅立っていった。

時を経て、この外科医は某大学に赴任した。そして日常業務の中、型通りの回診を行っていた。そこには来るべき治療に期待と不安をもった人、治療により回復し退院に希望をつないでいる人、有効な治療が見出せないままに不安と焦燥感をつのらせる人など、千差万別の状況にある人々が訪室を待ち、心情を訴えていた。しかし、この外科医は限られた回数と時間の制限もあり、この人々と十分な意志の疎通が得られていないこと、またこの人々との間に何か一枚壁があるように感じていた。回診の際幾度か、あの時の回診で父が終始瞼を閉じたままだったあの表情が脳裏に甦ったこともあったが、すぐに消え去っていた。

そのようなある時、回診で大勢の医師が訪室する中で、病棟に臥床し、終始瞼を閉じたまま応対をする人がいた。それはその外科医にとっては、あの時の父の姿そのものであった。その後回診を続けながらも、この人の事が心の中から離れなかった。数日後、外科医の心にある言葉がふと浮かんだ。「眩しい」という言葉であった。ひとは太陽の光など明るいものが眼を射る時に赫奕たる眩しさを感ずるものであり、また羨望する対象や光輝くものにも「眩しさ」をおぼえるが、一方病んだ人が病床に臥床し、多くの医療スタッフが一同にその人物に立ったまま高い位置から視線を集中させる時、やはり眼を射られるような逃れようのない「眩しさ」もしくは「羞明」をおぼえるのではないか。

その後、この外科医は病室を訪れる際、腰をおとし人々と同じところに目の高さをもって行き、対話することにした。また、訪室の前にカルテ回診を行い、医師同志の議論や教育は病室内では行わないこととした。回診のスタイルを変えたからかどうかは定かではないが、次の回診では先の人物も眼を開いて話してくれた。同時に心も開いてくれたように感じた。あの時、父親が回診で瞼を閉じていた訳が理解できたような気がした。

この外科医師は、父親の潔癖で派手を好まず、過度と思われる程の節約をする武士の血を体現するような清貧な生き方には時に反発し、また時には嫌悪感すら覚えたことがあったが、今まさに無言のまま時空を越えて父に教えられたと感じ、いまだにあの晩秋の残照の如く心に映っている。

この外科医師とは私自身の事である。父はあの世で、私が病室で叱責したことを今も怒っているだろうか？「ようやく分かったか」と、ほくそ笑んでいるだろうか？

あれから十七回目の冬が訪れた。（健康通信 vol.3, p34, 2005 上毛新聞社）

かなり以前のものですが、このころは、山崎豊子氏の小説や映画、テレビジョンなどでヒットした「白い巨塔」における「外科」の、そしてその「教授回診」のイメージがまだあったころで、私も平成10（1998）年に群馬大学に赴任した当初は、以前のスタイルで回診をおこない、また治療方針のディスカッションや研修医、医学生の教育の一部もベッドサイドで行っていた時代でした。

私の父は、武家の出で、先の大戦では、ビルマ戦線に従軍し、またその後シベリアに抑留され、帰国後は、結婚していた母の実家で医師の家系の「桑野」の家の男性が戦争で失われ、「桑野」の姓を名乗り、戦後は社会の再興と家の再建に尽力いたしました。その父には私は心の中で有り難く思いつつも、反撥ばかりしていたことも多々あり、そのことへのせめてもの罪滅ぼしと感謝の気持ちを込めて、17回忌に際して書かせていただいたものです。今も研修医のオリエンテーションで、あくまでプライベートな内容なのでと躊躇する私に、「患者さんへの向き合い方」の資料になるからと申し出ていただく指導医の方がおられ、このことは、すこし面はゆい感じもしております。

医療人と患者さんとの対応に関しては、その形は、時代により変遷し、また医療自体の進歩と変化は目まぐるしいものがありますが、その精神はいささかも変わらないことは、「ヒポクラテスの誓い」や緒方洪庵の訳による『扶氏経験遺訓』(フーフェランド・ベルリン大学教授)の一つ一つが現在においても変わることなく、寧ろさらにその重要性を増していることでもうかがえますし、私自身もその時その時で不十分ながらも、様々省みながら、誠実に対応してきたと自負しております。医療も含め社会の変化が著しい今こそ、改めて、「いつまでも変化しない本質的なものを忘れない中にも、新しく変化を重ねているものをも取り入れていく不易流行」の精神をかみしめる時ではないかと実感している昨今です。

おわりに

「**巨視的視野と　微視的視野と**」、これは、後輩が昇任して新天地に赴く際にはなむけの言葉として色紙にしばしば書かせていただいた言葉のひとつです。「**macroscopic and microscopic view points**」とも言えるこのことは、わたくしどもがささやかながら遂行してきた医学研究、特に癌研究においても、分子生物学的手法はもとより、細胞レベル、組織レベル、臓器レベル、個体レベル、またヒト集団レベル（疫学）など多次元的、多方法論的、多角的視点から観察し、また時間的経過や、空間的視点をも含めて考えることが重要と思い、そこで初めて本質に迫ることができるのではないかと信じてまいりました。私は、外科学を専門としてきた者として、外科医の環境は、これらのいずれの視点・視野にも近づける存在として、その環境に感謝しつつ、その責務を果たしてゆく重要性を問い続けてまいりました。

以下のことは、「臨牀と研究」の赤ページの連載以前の「青ページ」の「うがった

見かた」に書かせていただいた文章の一部ですが、

大学の教職にあった時代には、国内外の外科系もしくは消化器病関係のいくつかのjournal の編集委員を務めさせていただいてきた。それらの編集作業やこれらを含めたその他の多くの雑誌の査読を依頼されることも多く、このことは、日常の業務の中で結果的にかなりの時間を割くこととなります。

このような論文の編集や査読の作業や、教室の人々の研究に関する議論や指導を行う際に、当然、研究や論文においては症例報告であれ、原著論文であれ、その論文としての「新奇性（novelty)」が重要性であることは言うまでもありませんが、その一方でしばしば頭に浮かぶことがありました。それは「特殊性」ということと「普遍性」という概念です。一般に原著論文の場合、様々の観点から対象の母集団を分析し、その中から「ある普遍的」もしくは、「より共通の原理または傾向」を見出してゆく作業にもとづくことが多いと思います。そしてそこには存在する「より普遍的」な事象を据えて成果とし、その事象が「普遍的」であればある程、その価値は高いものとなることが一般的であり、また対象の母数が多ければ多い程、また比較試験ではその

random化がなされている事がさらにその価値を高めることとなりましょう。一方、症例報告においては、その症例が珍しく、それ自体が「特殊性」を有していれば有している程、その価値は高いものとなることが通常であります。

しかしながら考えてみると、原著論文の統計処理における有意差検定においてp値が低ければ低い程（有意性が高い）その命題もしくは仮説の「普遍性」は高くなり、より質の高い研究成果となるのでしょうが、一方その仮説の「例外」は、その「特殊性」としてはより高くなるということになりましょう。私達は仮説に合致した事実のみを重要視する傾向にありますが、他方、この「例外」の事実もまた「厳然たる事実」なのであって、思考するにあたっては、そこにも確かな凝視が不可欠であると信じる者です。歴史上の偉大な発見や発明には、このような「例外を見逃さない」感性にもとづいたものが多く存在しているとも考えています。

一般に、特に形而上学的な議論では、「特殊性」より「普遍性」にその重きが置かれ、一方で物にかかわる価値、すなわち商品や人の評価は、「特殊性」もしくは「希少性」が価値であり、一般的でいたる所に所在するものには価値は付与されにくいと思います。グローバリゼーションという「普遍性」と、個々の国や地域における歴史や文化、文明や習慣といった「特殊性」が対峙する局面は社会のいたる所でみられます。このことは医療の分野でも例外でなく、無論その両立が重要であることは言うまでもありませんが、「標準化治療」と「個別化治療」などが概念として「普遍性」と「特殊性」の価値観を背景に存在しています。

学術論文においては、原著論文に代表される「普遍性」の価値が、「特殊性」よりも重要視され、特にその傾向は欧米で顕著であり、グローバリゼーションの推進役である米国ではその傾向が強いことはむべなるかなとも思われますが（最近はその傾向にも翳りがあるようですが）、一方、「症例報告」という比較的特殊な症例の報告を読み、学んで各々の医師が、その知識を共有してその経験の幅を広げることは、個々人にとってまさに医師個人という「特殊性」の価値を高めることにつながるのも事実でありましょう。原著論文とともに症例報告の価値も、もう少し見直されるべきではなかろうかと考えながら、また査読をさせていただく機会により、多くの症例を学ばせていただく恩恵をjournalの編集作業を行うたびごとに実感してまいりました。（「臨牀と研究」「青ページ」、95巻1号、一部改変）

この「症例報告」と「原著論文」ということは患者さんなど個々の視点と、全体の視点という意味においては、「microscopic」と「macroscopic」という概念にも通じるものがあるのかも知れません。

さらに、この「**巨視的視野と微視的視野**」もしくは「**macroscopic and microscopic view points**」という観点は、経済学などなど、様々の分野でも用いられることと思いますが、ヒトとしても私たち個人、家庭、様々の所属する組織、国家、世界人類、生物体、などの多重的な観点からも考えをいたすことも必要と思います。鳥瞰図（bird's eye view）、虫瞰図（insect's eye view）という言葉もあります。このような複合的視点が重要であるとともに、同時に我々が置かれた環境をより客観的に把握すると同時に、その行く方向性の是非はともかくとしても周囲の状況の動向、世の中の動き、などを読む、例えば魚が潮の流れを感知するがごとき、「**魚の感性（fish sensitivity）**」ともいうべき感受性も求められるのではないかと思っております。しかしながらこのことは、単に**時代の流れに迎合することではなく**、時流に流されることなく、時には、状況に反しても、正しいと信ずることは、その信念を貫くことも、「**感性**」の在り方としてさらに重要と考えております。

私は消化器外科医としてささやかながら臨牀・研究・教育、そして病院長として医療経営に携わってまいりました。その際の特に研究・臨牀における発想としての、多重的・多角的視野からの研究の姿勢から派生して、今回、本書ではその消化器外科という専門の枠を無謀にもさらに超えて、幅広く考えてきたことを自由に述べさせていただきました。今でいう、いわゆる「**空気が読めない**」「**魚の感性**（**fish sensitivity**）**に欠**《か》**けた**」ことも多々あるかとは思いますが、その際には、「**うがった見かた**」の本来の「**物事の本質を深く捉えた**」というより、現在一般に多くとらえられている別の意味、すなわち「**的外れ**」で「**荒唐無稽**」な事と捉えていただくことは決してやぶさかではありません。ただただ、読者の皆様方が、知的好奇心をいだいていただき、様々考えを巡らせていただく何らかの刺激になれば、筆者のこの上ないよろこびです。

最後になりましたが、医学雑誌「臨牀と研究」の「赤ページ」の令和4年、1年間の連載、「うがった見かた」を書かせていただく機会をお与えいただきました、恩師，杉町圭蔵先生をはじめとした編集委員の方々、毎回投稿前にご意見を戴いた、畏友、藤也寸志先生（国立病院機構九州がんセンター　院長）、東秀史先生（福岡市民病院副院長）ならびに、横堀武彦先生（群馬大学未来先端研究機構　准教授）、また「臨牀と研究」の連載、そして本書の刊行に並々ならぬご助力とご尽力をいただいた、「大道学館」の古山正史様、前田篤史様をはじめとする編集室の方々にも心からの感謝を申し上げます。そして、何より、最後まで拙文にお付き合いいただいた方々に心から感謝と敬意を捧げつつ擱筆致します。大変有り難うございました。

なお、本書を、亡き父に捧げます。

令和5年　錦秋

著者　桑野　博行

著者紹介

桑野博行

くわの・ひろゆき

おかがき病院 地域総合支援センター センター長

福岡市民病院・名誉院長

群馬大学・名誉教授

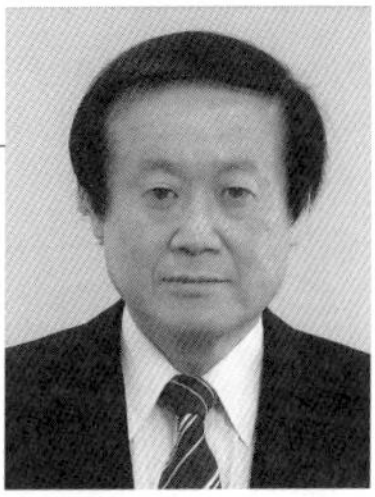

1978年に九州大学を卒業し、1985年同大学大学院修了（医学博士）。その間、米国ハーネマン大学に留学した。帰国後、食道外科学および腫瘍病理の臨床と研究に従事し、1998年に九州大学助教授から群馬大学外科教授に45歳で就任し、以後、食道がん治療の発展に貢献してきた一人であり、わが国の「食道癌診断治療ガイドライン」作成にも委員長として携わる。さらには、消化器がんの発生・進展に関する研究にも力を注ぎ、治療の発展に貢献している。2017年には「第117回日本外科学会定期学術集会」の会頭を務めた。また、2018年から2023年まで福岡市民病院 院長を務めた。

うがった見かた

令和6年3月25日　初版第1刷　発行

著　　　者●桑野　博行
発　行　者●古山　正史
発　行　所●大道学館出版部
TEL 092-642-6895　FAX 092-651-4003

企画・制作●今心株式会社
TEL 092-409-5700　FAX 092-409-6261

製　　　本●白岩製本株式会社
TEL 092-641-7145　FAX 092-641-8806